IMPOSTURES PHARMACEUTIQUES

Mathieu Quet

IMPOSTURES PHARMACEUTIQUES

Médicaments illicites et luttes pour l'accès à la santé

LES EMPÊCHEURS DE PENSER EN ROND / **LA DÉCOUVERTE**

Collection dirigée par Philippe Pignarre

Composé par DV Arts Graphiques à La Rochelle
Dépôt légal : octobre 2018

ISBN 978-2-35925-141-8

« Le capitalisme a hanté toutes les formes de société, mais il les hante comme leur cauchemar terrifiant, la peur panique qu'elles ont d'un flux qui se déroberait à leurs codes. »

Gilles DELEUZE et Félix GUATTARI,
L'Anti-Œdipe. Capitalisme et schizophrénie

« Nous avons permis à l'esprit capitaliste de s'étendre au-delà d'une politique de santé rationnelle. Nous traitons ces médicaments comme s'il s'agissait d'un sachet de M&Ms. »

Henry R. MANASSE Jr.,
Executive Vice President, American Society
of Health-System Pharmacists

Introduction

L'ENVERS DU FAUX

La chasse aux faux médicaments

Si l'on en croit l'actualité des dernières années, la chasse aux « faux médicaments » et autres produits médicaux « contrefaits » s'organise dans le monde et prend de l'ampleur. Mi-mai 2013, les douanes françaises saisissaient au Havre 1,2 million de sachets d'aspirine de « contrefaçon », « la plus importante saisie de contrefaçon de médicaments jamais réalisée par les services douaniers en France et dans l'Union européenne[1] », selon le ministère de l'Économie. Le 13 juin 2013, l'Organisation mondiale des douanes et l'Institut de recherche anti-contrefaçon de médicaments (IRACM) rendaient publics les résultats de l'opération Biyela organisée en avril en partenariat avec les douanes de vingt-trois pays africains. Celle-ci avait conduit à la saisie de plus d'un milliard d'articles, dont environ 550 millions de doses de médicaments illicites comprenant de « faux antibiotiques, de faux antipaludéens, des faux antidouleurs et anti-inflammatoires, ainsi que des médicaments contrefaits utilisés contre l'hypertension artérielle et le diabète, ou encore des compléments alimentaires illicites[2] ». L'ampleur de l'opération était également soulignée par l'Organisation mondiale des douanes. Le 27 juin 2013, Interpol annonçait à son tour la saisie d'environ dix millions d'unités de médicaments « contrefaits » à la suite de l'opération Pangea 6 menée dans 99 pays, visant en particulier les sites Internet. Aline Plançon, sous-directrice du programme sur la criminalité pharmaceutique d'Interpol, révélait à cette occasion que les quantités saisies étaient en augmentation de 100 % par rapport à l'opération précédente de 2012[3].

Outre les opérations de saisies, les initiatives se sont multipliées afin de lutter contre la circulation de médicaments illicites[4]. Le Kenya a annoncé en 2015 la mise en place d'un partenariat entre l'organisation à but non lucratif Mission for Essential Drugs and Supplies (MEDS), l'autorité de régulation pharmaceutique nationale et la US Pharmacopeial Convention, un organisme américain établissant des standards pharmaceutiques suivis par 140 pays. Cette collaboration, qui a vu le jour grâce à un financement de l'USAID (Agence des États-Unis pour le développement international), a pour but d'améliorer la qualité des médicaments en circulation pour « aider à régler le problème de la prolifération des médicaments faux et sous-standards au Kenya[5] ». Parallèlement à ce type de coopération, un marché proliférant de technologies promet de garantir la traçabilité des médicaments et la protection des marchandises pharmaceutiques : codes-barres, numéros d'identification et hologrammes apposés sur les boîtes en sont quelques exemples. En 2012, au Forum économique mondial de Davos, les puissants de ce monde saluaient l'émergence d'un tel marché en remettant le titre de *Young Global Leader* au Ghanéen Bright Simons, astucieux inventeur d'un système de traçabilité des médicaments au moyen du téléphone mobile. Autre indicateur de l'engouement pour la chasse aux médicaments illicites, les textes juridiques réglementant les circulations pharmaceutiques n'ont cessé de se multiplier. L'Union européenne a adopté une directive sur la circulation des produits médicaux « falsifiés » en 2011, le Kenya a voté une loi « anti-contrefaçon » en 2008, l'Inde a renforcé les sanctions contre les producteurs et vendeurs de médicaments non conformes tout au long des années 2000. Ces initiatives se sont accompagnées d'une production croissante de données : combien de médicaments en circulation sont-ils concernés ? Quel est leur impact sur la santé ? sur l'économie ? Une série d'articles ont par exemple été publiés à grand bruit en avril 2015 par l'*American Journal of Tropical Medicine and Hygiene.* Ils dénoncent la « pandémie globale » des médicaments illicites et soulignent, sur la base d'enquêtes et de tests de conformité, la mauvaise qualité des médicaments dans de nombreux pays. Toutes ces initiatives – policières, organisationnelles, technologiques, juridiques et scientifiques – semblent ainsi converger dans un combat commun contre la circulation des médicaments illicites.

Les institutions qui affichent cette préoccupation viennent d'horizons divers. On trouve des organisations internationales (l'Organisation mondiale de la santé, Interpol, l'Organisation mondiale des douanes), des organismes professionnels (l'International Nurses Association), des fondations (comme la Fondation Jacques Chirac), des institutions privées à but non lucratif financées par des laboratoires pharmaceutiques (le Partnership for Safe Medicines, l'Institut de recherche anti-contrefaçon de médicaments) et les laboratoires pharmaceutiques eux-mêmes. Tous partagent le souci de lutter contre les médicaments illicites, mais les intérêts qu'ils défendent ne coïncident pas toujours, et les solutions qu'ils mettent en avant pour favoriser un marché pharmaceutique mondial de qualité sont parfois contradictoires. À les écouter cependant, malgré toutes leurs différences, les personnes et les institutions engagées dans la lutte contre les « faux » médicaments sont toutes frappées de la même indignation face à la gravité du problème. Il n'y a qu'à en juger par les affaires. En novembre 2014, 12 femmes trouvèrent la mort en Inde parce que les antibiotiques qu'on leur avait fournis à la suite d'une opération de stérilisation contenaient des substances toxiques. En 2009, un faux antidouleur contenant un solvant utilisé comme antigel causa le décès d'au moins 84 enfants nigérians. Et même les riches sont en danger : l'enquête qui suivit la mort du chanteur Prince révéla qu'il était en possession de faux Fentanyl, beaucoup plus puissant que le générique enregistré, et dont la consommation aurait conduit à l'*overdose*. Le cas le plus tristement célèbre arriva en 1995, lorsque plus de 50 000 faux vaccins contre la méningite, attribués aux laboratoires Pasteur Mérieux et SmithKline Beecham mais probablement copiés au Nigeria, furent administrés au Niger et entraînèrent la mort d'environ 2 500 personnes.

Les faits divers tragiques ne manquent pas, et les initiatives de protection du marché s'autorisent ainsi d'une représentation commune du problème des « faux médicaments », auquel sont attribuées plusieurs caractéristiques. D'abord, les dénonciateurs considèrent que le marché de ces produits a considérablement augmenté en volume et en valeur au cours des dernières années. Les pays du Sud seraient de loin les plus touchés, mais les pays du Nord seraient également menacés, notamment à cause de la complexification des réseaux de distribution et du nouveau rôle joué par la vente sur Internet[6]. Les chiffres et les estimations avancés font frémir : le marché est estimé entre 75 et 200 milliards de dollars[7], sa croissance est présentée comme vertigineuse, et l'OMS elle-même envisage qu'un médicament sur dix en circulation dans les pays en développement soit de qualité inférieure ou falsifié[8]. Christophe Zimmermann, coordinateur de la lutte contre la contrefaçon et la piraterie de l'Organisation mondiale des douanes, a pu déclarer : « Il y a maintenant plus de faux que de vrais médicaments sur le marché. En 2007-2008, la croissance a été de 596 %[9]. » Une étude a estimé à 122 350 le nombre de décès d'enfants de moins de 5 ans liés à la consommation d'antipaludiques de mauvaise qualité[10]. Pour les croisés de l'anticontrefaçon, il s'agit d'abord d'une pratique criminelle, parfois liée à d'anciens réseaux de banditisme ayant adopté cette activité parce qu'elle présente moins de risques pour des bénéfices élevés. Le directeur de l'Office des Nations unies contre la drogue et le crime (UNODC) explique : « Par comparaison avec d'autres crimes comme le trafic de drogue, la production et la distribution de biens contrefaits présentent un rapport risque/profit très avantageux pour les criminels. La contrefaçon nourrit le blanchiment d'argent et encourage la corruption. Il y a aussi des preuves de recoupement avec le trafic de drogue et d'autres activités criminelles graves[11]. »

Si l'on s'en tient à cette avalanche de déclarations et de mises en garde, il est donc impératif de mettre en œuvre des législations punissant le plus sévèrement possible le trafic de médicaments. Dans la mesure où il s'agit, par nature, d'un problème transnational et transfrontalier, il est également essentiel d'encourager la collaboration des pays concernés avec la communauté internationale. Les formes envisagées sont multilatérales : entre États, entre organisations internationales, entre États et organisations internationales, entre secteur privé et secteur public, entre secteurs privés à but non lucratif et à but lucratif. Toutes les initiatives sont bienvenues, et aucun effort ne doit être épargné pour empêcher la catastrophe qui nous menace : celle d'un monde en proie à des médicaments qui, au lieu de soigner, sèmeraient la mort.

Dans tout cet affairement contre les « faux » médicaments, une question est cependant laissée en suspens. Au fond, qu'est-ce qu'un faux médicament ? Non sans une certaine ironie, l'agitation qui entoure la lutte contre les faux médicaments est en effet concomitante avec la mise entre parenthèses des efforts pour interroger de façon critique la notion de « faux », comme s'il était nécessaire de brandir l'image d'un monstre pour mieux mobiliser les forces en présence. L'expression est pourtant plus ambiguë qu'elle n'en a l'air. Elle s'applique à des cas très différents : trafics de toutes sortes, fabrication intentionnelle ou non de produits de mauvaise qualité, conflits de propriété intellectuelle entre marques concurrentes. Contrefaçons ? Malfaçons ? Médicaments sous-standards ? Médicaments périmés ? En vertu de quel souci de santé publique des médicaments sont-ils considérés illicites ? Comment sont produites les enquêtes et les estimations des quantités en circulation ? La question des « faux médicaments » constitue-t-elle un problème à part entière ou doit-elle être subsumée sous celle de la qualité pharmaceutique ? Quelques anecdotes illustrent les ambiguïtés des notions employées pour qualifier les médicaments illicites.

Le 15 septembre 2015, Arun Kumar, inspecteur de police à Delhi, reçoit une information de première importance : un échange de faux médicaments de marque va avoir lieu aux environs de 20 heures à la station de métro Kanhaiya Nagar. Immédiatement, il poste une équipe autour de la station. À 19 h 30, dans le brouhaha et la confusion environnant la gare, Ashok Mittal, originaire de l'Haryana, un État indien proche de celui de Delhi, est arrêté en possession d'un carton rempli de médicaments. Son interrogatoire met au jour une stratégie bien établie. Ashok, 44 ans, avait quitté l'école à 16 ans et n'avait jamais obtenu de diplôme de pharmacien. Cela ne l'avait nullement empêché de se faire passer pour tel et de prendre contact avec des clients potentiels par Internet. Le plus souvent, ces derniers résidaient à l'étranger (États-Unis, Angleterre, Thaïlande). Il proposait de leur fournir des médicaments à des prix défiant toute concurrence et, une fois la commande passée, il appelait un de ses agents hors de Delhi. L'agent achetait des médicaments génériques à des amis pharmaciens et apposait sur l'emballage une étiquette de médicament de marque, masquant ainsi sa réelle identité. La commande était ensuite envoyée à Ashok qui l'expédiait par la Poste à l'étranger. Certains de ces médicaments étaient interdits à la vente dans les pays de destination. Au cours de l'interrogatoire, Ashok Mittal révèle qu'il cache un stock de médicaments dans un appartement loué à l'ouest de Delhi. Les enquêteurs s'y rendent et y découvrent le butin – une marchandise d'une valeur estimée à 6 millions de roupies (environ 80 000 euros)[12].

Sur un autre continent, quelques années plus tôt, les infirmières d'une clinique de Médecins sans frontières (MSF) dans les environs de Nairobi sont frappées de stupeur lorsqu'elles s'aperçoivent, un matin de septembre 2011, que le médicament antirétroviral qu'elles s'apprêtent à administrer aux patients est en train de se désagréger. Elles contactent sans attendre la pharmacie centrale de MSF pour signaler le problème. Là aussi , c'est la stupéfaction : les médicaments avaient pourtant été achetés à un distributeur reconnu au

Kenya tout à fait en règle avec les autorités locales. Au plus vite, les cargaisons de médicaments suspectés sont mises en quarantaine et les patients rappelés pour des examens de contrôle. Comment des médicaments de mauvaise qualité avaient-ils pu se retrouver entre les mains de l'organisation ? L'enquête se tourne d'abord vers le fabricant du médicament – le Zidolam-N, un médicament essentiel dans la prise en charge des patients infectés par le VIH. Le fabricant, situé en Inde, était par ailleurs un producteur reconnu, exportant ses produits partout dans le monde. Au cours d'une réunion de crise entre MSF, le producteur et le distributeur, on apprit que les lots de médicaments achetés par MSF et en provenance de ce fabricant contenaient plus d'unités que les lots habituels de même provenance. Il apparut qu'ils avaient été achetés par une ONG kenyane puis rachetés par le distributeur avant de parvenir à MSF. Après ces constats, des soupçons de falsification pesèrent lourdement sur la marchandise. L'enquête révéla peu à peu que les médicaments avaient été effectivement achetés au producteur indien, longtemps auparavant, et qu'ils avaient transité par plusieurs acteurs (fondations, organisations non gouvernementales) avant de se retrouver entre les mains du distributeur de MSF. Entre-temps, les médicaments étaient arrivés à péremption et l'un des acteurs de la chaîne avait fait remballer la marchandise avec de fausses dates, en les associant à des lots plus récents[13]. Les médicaments étaient donc de véritables médicaments provenant du bon fabricant et contenant la quantité adéquate de principe actif, mais ils étaient périmés et avaient été illégalement enregistrés.

Une troisième histoire apporte encore un autre éclairage sur le problème. Le 10 janvier 2014, Lu Yong, un patient chinois atteint de leucémie, fut arrêté et mis sous les verrous par la police de la province de Hunan[14]. On lui reprochait notamment la vente de médicaments contrefaits. Lu Yong, entrepreneur de 47 ans dans le textile, avait acheté entre 2006 et 2013, pour lui et pour d'autres patients qu'il aidait à obtenir les médicaments souhaités, une chimiothérapie fabriquée en Inde sous le nom de Veenat. Il s'agissait d'une version générique vendue huit fois moins cher que la version *princeps* (originale) – le Gleevec de Novartis. Cette version générique n'était pas enregistrée par les pouvoirs publics chinois, et l'importation était par conséquent considérée comme de la contrebande ou, plus précisément, de la distribution de contrefaçon et de la vente de faux médicaments. Une fois arrêté, Lu Yong rendit son histoire publique, ce qui provoqua un mouvement d'indignation. Pouvait-on considérer comme criminelle une personne qui, pour survivre, n'avait fait que se procurer des médicaments à un prix accessible ? Début février 2015, les pouvoirs publics abandonnèrent leurs poursuites et relâchèrent le détenu. Mais cette anecdote a le mérite de mettre en évidence les risques de criminalisation de certaines pratiques de consommation et de distribution de médicaments hors des règles édictées par les grandes firmes pharmaceutiques et les gouvernements.

Comme le montrent ces différents exemples, la notion de « faux » médicament recoupe des situations diverses et des formes très différentes de « mauvais médicaments » : imitations illégales de médicaments de marque (qui peuvent contenir ou non le bon principe actif, en bonne ou mauvaise quantité), médicaments détériorés (par des conditions climatiques ou de transport), médicaments périmés ou remballés, parfois même placebos intentionnels (le médicament ne contient pas ou très peu de principe actif) ; mais également médicaments essentiels à la survie des patients, bannis d'un territoire en raison des droits de propriété intellectuelle ; médicaments qui pourraient sauver des vies si les réglementations commerciales durement négociées entre organisations internationales, États et firmes n'étaient pas si souvent en faveur des profits des entreprises les plus puissantes.

La caractéristique commune des médicaments considérés comme illicites est de ne pas avoir été contrôlés en tant que tels par le système de régulation compétent sur le territoire et d'être vendus sans respecter les normes pharmaceutiques nationales ou internationales. Mais le fait d'aborder ces situations de front pose problème, comme l'indiquent les débats soulevés par la lutte contre les « faux » médicaments. En effet une telle croisade n'a pas été sans s'attirer des critiques. Elle a provoqué des conflits virulents et des alliances entre organisations non gouvernementales (ONG) internationales, associations professionnelles, gouvernements et associations locales pour dénoncer des stratégies commerciales mettant en danger l'accès aux médicaments dans les pays du Sud, sous couvert de lutte contre les faux médicaments. Ellen 't Hoen, ancienne directrice de la campagne pour l'accès aux médicaments de MSF, célèbre militante pour l'accès le plus large aux traitements, a notamment critiqué dans un article paru en 2015 l'importance donnée aux médicaments falsifiés au regard du problème beaucoup plus grave de l'accessibilité des traitements essentiels. Selon elle, le flou qui entoure la notion de médicament « falsifié » ou « contrefait » risque de détourner l'attention des questions de qualité pharmaceutique qui sont beaucoup plus importantes[15]. Si elle dénonce les efforts réalisés pour combattre les médicaments falsifiés ou contrefaits, c'est parce qu'ils renforcent la position des promoteurs des médicaments de marque les plus chers – et peuvent avoir des conséquences néfastes sur l'accès à des médicaments génériques de qualité.

Mais alors, qu'est-ce qu'un « faux » médicament ? un médicament « falsifié » ? un médicament « contrefait » ? En vertu de quelles lois, de quelles normes, de quels standards, de quelle conception de la santé publique des médicaments sont-ils considérés comme illicites ? La lutte contre ces médicaments est-elle une œuvre de santé publique ou masque-t-elle une stratégie commerciale qui ne dit pas son nom ? Désigne-t-elle un grave problème ou contribue-t-elle à promouvoir les intérêts de la *Big Pharma* ?

Déplier les conflits

L'objectif principal de ce livre est de répondre à ces questions en clarifiant la notion de médicament illicite, en explorant comment elle est employée dans l'espace public et en analysant les enjeux qu'elle soulève. À cette fin, j'ai d'abord adopté une stratégie classique dans les études sociales sur les sciences et les techniques : je suis parti des conflits qui entourent les politiques de lutte contre les médicaments illicites, pour me livrer à ce qu'on appelle une analyse de controverse. L'analyse des controverses est une démarche méthodologique initiée par des historiens et philosophes des sciences anglo-saxonnes, dont les instigateurs français les plus connus sont Michel Callon et Bruno Latour[16]. L'intérêt de cette approche est d'analyser les débats « en acte » de façon symétrique, en s'interdisant de préjuger qui a raison ou tort. Elle tient compte du fait qu'il est impossible de considérer d'un côté les pratiques de démonstration scientifique et, de l'autre, la construction des réseaux qui soutiennent une idée ou des valeurs invoquées au cours du débat. L'analyse des controverses est venue rejoindre l'intérêt que d'autres sociologues ont porté aux situations de conflit et de « justification » susceptibles de révéler les dynamiques de construction de la société[17]. Elle a ainsi été reprise dans de nombreux domaines au-delà des pratiques scientifiques, par exemple les politiques de santé publique[18]. Un conflit est toujours l'occasion d'observer la confrontation entre des façons d'ordonner le monde et il aboutit le plus souvent à une stabilisation – temporaire – de l'ordre social. En cela, les controverses et les conflits servent souvent de microscopes de l'ordre social aux sociologues des sciences : ils rendent visibles les dynamiques à l'œuvre dans la construction des mondes sociaux ainsi que l'intrication du scientifique et du politique.

Les politiques de lutte contre les médicaments illicites ont entraîné leur lot de protestations. Pour cette raison, le chercheur peut trouver là une bonne occasion de saisir les conceptions de l'ordre social, de la justice ou de la propriété, qui se jouent dans des notions comme « faux » ou « contrefait ». C'est pourquoi j'ai commencé par la controverse. Mais alors que cette technique éprouvée constitue le point de départ de mon enquête, je me suis rapidement trouvé en terre inconnue. D'abord, parce que les controverses soulevées par les politiques de lutte contre les médicaments illicites relèvent d'un type difficile à décrire. Les premières analyses de controverses relataient l'affrontement entre deux savants – par exemple Thomas Hobbes et Robert Boyle ou Louis Pasteur et Félix Pouchet. Bien sûr, ces savants se montraient experts dans la mobilisation des groupes sociaux et il était déjà crucial de décrire les réseaux de personnes, de savoirs, de techniques constitués autour d'eux[19]. Mais au moins l'analyste avait le plaisir de « tenir » ses personnages principaux. Les conflits contemporains, sur les organismes génétiquement modifiés, le nucléaire, le réchauffement climatique, ou les politiques pharmaceutiques, ne se satisfont pas d'une telle approche. Il faut jongler avec les personnalités et les institutions, avec les échelles et les espaces, avec les savoirs et les temporalités[20]. Un nombre croissant d'auteurs défendent la nécessité d'étendre le champ d'analyse des controverses à un espace transnational ou global[21]. Dans mon cas, cela m'a conduit à mener l'enquête en Inde et au Kenya, et même « entre » ces deux pays.

En appliquant le prisme de l'analyse des controverses aux débats sur les médicaments illicites, j'ai pu mettre un peu d'ordre à la fois dans les intérêts des acteurs engagés et dans les conceptions concurrentes de ce qu'est un *faux médicament* ou un *médicament illicite*. Mais l'analyse de controverse ne pouvait être qu'un point d'entrée. Elle fait apparaître des enjeux essentiels pour les acteurs sociaux, qui les soulignent, les défendent, les dénoncent, les reformulent et les déplacent. Si on prend au sérieux ces enjeux, ils appellent à leur tour de nouvelles analyses de la part du chercheur qui, constamment, déborde le cadre de la controverse et défriche de nouveaux terrains d'enquête. En ce sens, une controverse doit toujours être « dépliée ». Elle rend saillants des problèmes et des enjeux restés invisibles jusque-là, donne à voir des contre-récits qui s'opposent au discours dominant. Mais la compréhension de ces problèmes, enjeux et récits demande une mise en perspective dépassant le déroulement du conflit et induit d'autres dispositifs d'enquête. D'une certaine façon, en portant son attention sur une controverse, le chercheur se voit confier la tâche d'élucider certains de ses fondements. Alors qu'il pensait s'en tirer à bon compte – présenter les acteurs, leur donner des raisons, clarifier un peu les motifs du désaccord –, il repart avec de nouvelles responsabilités d'enquête, car la controverse ne s'est jamais arrêtée aux portes des arènes du conflit. Il lui faut donc à présent déplier la controverse, et plus seulement la raconter. L'image du pli permet d'insister sur cette caractéristique essentielle : la controverse contient, dans ses plis, le monde social et son ordre. C'est donc seulement en la dépliant que l'enquêteur peut donner à voir la société qu'elle enveloppe.

Ma démarche intègre autant que possible les déplacements auxquels incitent les observations et les entretiens réalisés sur le terrain. Cela me conduit sur différents fronts et dans de multiples espaces : des arènes de la controverse, je me retrouve successivement chez des fabricants de médicaments en Inde ou chez des pharmaciens au Kenya, dans des cabinets de conseil en propriété intellectuelle ou en compagnie de détectives spécialistes des marchandises illicites, dans des laboratoires de contrôle de la qualité du médicament ou avec des douaniers sur des sites d'entrepôt. Il s'agit – d'une certaine manière – de glanage, fait d'attention aux problèmes soulevés par les conflits et plus généralement aux discours de terrain, animé en premier lieu par la volonté d'inscrire l'enquête dans le mouvement géographique et disciplinaire auquel elle est conviée par les événements[22]. Ne jamais décider par avance de s'en tenir à un lieu ou une approche disciplinaire, mais au contraire ouvrir l'enquête aux nécessités qui se font jour au fil des rencontres.

L'Inde et le Kenya, laboratoires des mutations pharmaceutiques

Cette démarche m'a conduit à être particulièrement attentif à une dimension essentielle du problème des médicaments illicites, qui est sa nature géographiquement diffuse et « multisituée », ce qui soulève aussi le problème d'une approche du « global » par les sciences sociales[23]. Il ne suffit pas de rester dans les pays les plus riches pour documenter les médicaments illicites ; il s'impose même d'aller voir ailleurs ce qu'il en est. Deux pays, l'Inde et le Kenya, permettent de mieux saisir les enjeux de cette particularité. L'Inde et le Kenya ont tous deux été touchés de près par les débats sur les médicaments illicites. Lorsque j'ai commencé mon enquête, les deux pays étaient engagés dans des conflits liés aux politiques de lutte contre les médicaments illicites. L'Inde, parce que des chargements de médicaments génériques indiens avaient été saisis par les douanes européennes au motif de contrefaçon, ce que contestaient les entreprises indiennes concernées. Le Kenya, parce qu'une loi sur la lutte contre la contrefaçon y menaçait la circulation de médicaments génériques antirétroviraux et parce que des citoyens séropositifs avaient saisi la justice afin de suspendre la loi. Pour ces raisons, j'ai commencé à travailler sur ces deux pays. Mais rapidement, leurs caractéristiques sociales, économiques et l'histoire de leurs relations ont rendu ce choix plus riche et plus problématique que je ne l'avais envisagé.

L'Inde et le Kenya offrent des exemples contrastés des enjeux des politiques pharmaceutiques ; les deux pays constituent des lieux centraux d'élaboration de la modernité pharmaceutique tout en constituant des cas de figure différents. L'Inde est aujourd'hui un acteur global du champ pharmaceutique : c'est le troisième producteur mondial en volume, avec une croissance estimée entre 12 et 15 % au cours des dernières années, plus de 20 000 compagnies enregistrées et de plus en plus de connexions avec des activités à forte valeur ajoutée, en particulier dans les biotechnologies. L'industrie indienne a commencé à décoller dans les années 1970 et 1980 grâce au soutien financier et juridique de l'État développementaliste indien. L'industrie pharmaceutique kenyane est plus récente mais joue déjà un rôle régional : elle comprend une quarantaine de fabricants qui fournissent environ 30 % des médicaments du marché local et exportent de plus en plus dans les pays de l'Union est-africaine, mais aussi en Afrique de l'Ouest, par exemple au Nigeria et au Ghana. Cependant, les fabricants de médicaments kenyans rencontrent encore de nombreux obstacles, parmi lesquels l'absence d'une politique industrielle nationale, la dépendance en termes de matières premières, la concurrence des firmes étrangères. L'Inde et le Kenya offrent deux modèles complémentaires des enjeux auxquels est confrontée l'industrie dans les pays du Sud. Le premier promeut une industrie puissante et capable de concurrencer les firmes européennes avec des stratégies de prix et de propriété intellectuelle originales ; le second héberge une industrie encore fragile, peinant à assurer les besoins de la population nationale, bien qu'elle s'exporte déjà à l'échelle régionale.

Le lien entre ces deux pays ne concerne pas seulement la pharmacie. Au cours de la période récente, le commerce entre l'Inde et le Kenya a cru de façon significative, de même que les investissements indiens au Kenya, par exemple dans les secteurs des télécommunications, de la pétrochimie et des produits chimiques, de la floriculture.

Les deux gouvernements ont aussi signé des contrats d'ingénierie dans le domaine de l'énergie. Depuis 2008 et le début de la crise, le commerce entre l'Inde et le Kenya a augmenté à grande vitesse, passant de 1,4 milliard en 2008 à 3,9 milliards en 2012. Les principales exportations de l'Inde vers le Kenya sont les produits pharmaceutiques, les produits sidérurgiques, de la machinerie, du fil, des véhicules. Le Kenya fournit à l'Inde de la soude, des légumes, du thé, du cuir et des déchets métalliques. La balance commerciale est néanmoins très largement en faveur de l'Inde, le Kenya étant très dépendant des marchandises indiennes. L'Inde est le sixième partenaire commercial du Kenya. Pour les produits pharmaceutiques, les firmes Dr Reddy's, Cadila, Cipla sont présentes au Kenya. La relation pharmaceutique entre l'Inde et le Kenya est ainsi faite d'émulation et de dépendance – l'Inde remplissant un rôle à la fois de modèle et de concurrent, dur en affaires.

Mais l'Inde et le Kenya sont en contact de longue date. Leurs relations, tissées grâce à l'activité des commerçants sud-asiatiques le long de la côte swahilie, étaient déjà importantes aux XVe et XVIe siècles[24]. Au moment de la colonisation britannique, les politiques impériales ont fait venir en Afrique de l'Est (Ouganda, Kenya, Tanzanie) plusieurs milliers d'Indiens qui sont restés et dont certains descendants travaillent aujourd'hui dans l'industrie pharmaceutique kenyane. La situation contemporaine des Indiens présents au Kenya illustre bien la question sensible des rapports entre les Suds. La relation entre l'Inde et le Kenya sur le plan pharmaceutique témoigne du développement de relations marchandes dans une situation postcoloniale et nécessite, plus qu'une comparaison, une analyse des connexions et des circulations. Les conflits dans lesquels ces pays sont engagés sur le plan commercial, mais aussi les marchandises qui circulent entre eux constituent de très riches objets d'analyse. On y trouvera des éléments essentiels à la formulation actuelle du problème des médicaments illicites.

Inscrire les enjeux scientifiques et technologiques – comme la régulation pharmaceutique – dans une réflexion soucieuse aussi bien des aspects techniques que de l'histoire coloniale, des stratégies de domination économique et de monopole à l'échelle mondiale, des circulations Sud-Sud, des rapports de force entre États et industries ou des relations interculturelles entre des minorités ethniques et religieuses et d'autres groupes sociaux : c'est à ce défi que nous confronte l'analyse de l'illicite pharmaceutique[25]. En tentant de le relever, nous verrons que l'illicite n'est ni un simple problème technique ni le résultat des méfaits de quelques brigands. Il éclaire tout un pan de l'évolution du capitalisme mondialisé, de la manière dont s'y forment les conceptions de la santé et du soin, au confluent des circulations marchandes, des normes biomédicales et des stratégies de contrôle.

Mais d'abord, quels sont les faits ?

1

AU COMMENCEMENT, LE CONFLIT

En décembre 2009, à Nairobi au Kenya, des groupes de séropositifs et des activistes de l'accès aux médicaments défilent pour manifester leur colère[1]. Armés de porte-voix et de sifflets, brandissant des pancartes et scandant des slogans, ils ont pris la rue pour faire valoir leur droit à la vie, un droit fondamental et inaliénable inscrit dans la Constitution kenyane. Leurs protestations sont dirigées contre une récente loi du gouvernement kenyan qui vise à organiser la lutte contre les contrefaçons pour mieux protéger les consommateurs. La détermination des manifestants, la vigueur de leur opposition à cette loi intriguent les passants. Certains, plus téméraires ou plus curieux, s'approchent du groupe et demandent, parfois sceptiques, hésitants souvent: « Mais... pourquoi donc manifestez-vous ? »

Telle que les Kenyans la connaissent, par les rubriques « faits divers » des journaux, par leur expérience personnelle ou aux dires d'amis et de membres plus ou moins éloignés de leur famille, la contrefaçon est aujourd'hui l'une des plaies du Kenya. Les produits de consommation « faux » ou « contrefaits », les biens de contrebande sont partout et parasitent sans cesse des marchés que de nombreux citoyens voudraient plus cléments, moins hostiles. Lorsque votre univers de consommation est peuplé de faux téléphones, de fausses batteries solaires, de fausses pièces automobiles, sans oublier l'alcool frelaté, les engrais non homologués, le lait trafiqué, et les distributeurs automatiques qui délivrent de faux billets, même l'achat le plus simple est rarement anodin. Consommer devient une activité risquée. Vous apprenez à vous méfier, à guetter les indices de la copie, à flairer l'escroquerie ; mais vous attendez aussi, parfois avec une certaine impatience, que la tranquillité vienne. Et lorsqu'on vous la promet, vous commencez déjà à mieux respirer. Comment une loi destinée à lutter contre un tel fléau pourrait-elle se révéler plus dangereuse que le mal qu'elle combat ? Cette interrogation résume, en substance, l'embarras des passants.

Pour ne rien arranger à l'affaire, le groupe de manifestants ne proteste pas seulement contre le gouvernement kenyan. Il défile du ministère de la Santé aux bureaux de l'Union européenne en chantant *Europe ! Hands off our medicine !* (Europe ! Bas les pattes de nos médicaments !) et dénonce, outre la loi kenyane, un accord de libre-échange négocié par l'Union européenne et l'Inde, ainsi qu'un accord de lutte contre la contrefaçon en cours de discussion entre plusieurs pays riches. Décidément, même avec la meilleure volonté du monde, cela devient difficile à saisir. Non seulement ces militantes et militants s'opposent à une loi que la plupart au Kenya voient d'un œil favorable, mais, en plus, leurs revendications jettent dans le même sac des accords dont personne n'a entendu parler et qui concernent des régions lointaines. Comment soutenir leur cause, alors qu'on n'y comprend rien et qu'on a l'impression de ne pas être tout à fait d'accord ?

Ce que la plupart des gens qui les croisent ignorent alors, c'est que les activistes participent à une campagne internationale contre les négociations menées sur l'*Anti-Counterfeiting Trade Agreement* (ACTA) par l'Union européenne, les États-Unis, le Japon, entre autres, mais également contre le *EU-India Free Trade Agreement* (FTA), un accord de libre-échange négocié entre l'Europe et l'Inde. Ils y ont ajouté leurs propres revendications, car la lutte contre la contrefaçon les concerne très directement : elle met en péril leur accès à la santé.

Pour comprendre les raisons de leur colère, il faut raconter comment la lutte contre la contrefaçon a provoqué un mouvement de protestation transnational, au lieu de rencontrer l'adhésion de tous, ce à quoi on aurait pu s'attendre ; il faut aussi montrer de quelle manière ce mouvement d'opposition a mis en évidence la convergence de politiques dont la similitude n'apparaît pas *a priori*. Enfin, les politiques de lutte contre les médicaments illicites ne sont ni neutres ni univoques. Elles mettent en œuvre une conception de la science, de la santé, du marché que les activistes contestent. Il est impératif de faire remonter cette conception à la surface des débats et de montrer les interprétations alternatives du problème proposées par la contestation. Peut-être alors pourra-t-on mieux comprendre ce qui a conduit les activistes dans la rue et partager un peu leur indignation.

La multiplication des politiques anti-contrefaçon

Les conflits récents autour des politiques de lutte contre les médicaments illicites sont principalement nés d'un mot : « contrefaçon ». La contrefaçon est la pratique consistant à reproduire un objet protégé par le droit de propriété intellectuelle sans l'accord du détenteur de ce droit. Un exemple fréquent est la reproduction non autorisée d'un logo. La virgule d'une célèbre marque de sport, le crocodile vert qui donne tant de valeur à certains polos, la pomme croquée qu'on retrouve sur des téléphones portables et des ordinateurs hors de prix : leur reproduction non autorisée peut coûter cher. Par extension, le langage courant qualifie souvent de contrefaçon un produit considéré comme faux, illicite, de mauvaise qualité. Dès le départ, ce terme présente donc une ambiguïté : techniquement, il désigne un problème de propriété intellectuelle mais, dans son acception plus générale, il correspond à un vaste ensemble de pratiques illicites[2].

Dans le cas de la pharmacie, cette ambiguïté fait du travail de régulation un exercice d'équilibriste : d'un côté, il faut bien contrôler la qualité des médicaments et qualifier les objets qui ne respectent pas les normes en vigueur mais, de l'autre, à trop parler de contrefaçon, on risque de tout réduire à une question de propriété et de marque, compliquant ainsi la circulation de médicaments pourtant légitimes. Les problèmes soulevés par la contrefaçon comme pratique, mais aussi les dangers d'un emploi trop extensif du terme ont donc été discutés de longue date par les autorités de santé de différents pays[3].

Les milieux de santé publique ont longtemps réussi à maintenir une certaine distance face à l'usage de la notion de contrefaçon mais, au début des années 2000, elle a rencontré un succès grandissant. Au cours de cette période, la lutte contre la circulation de médicaments falsifiés ou non conformes a été formulée de façon croissante par les organisations internationales et certains gouvernements comme une lutte « anti-contrefaçon ». Dans un premier temps, la notion s'est répandue dans les institutions internationales et les médias grâce au lobbying d'industriels. La lutte contre la contrefaçon permet en effet aux grandes entreprises de défendre leurs intérêts en matière de propriété intellectuelle ; elles sont engagées depuis un certain temps dans ce combat, se fédérant pour mieux démarcher et faire pression sur les gouvernements et les organisations internationales. Le Réseau global anti-contrefaçon créé en 1998 a pour objectif de faire valoir leurs intérêts à l'échelle internationale en rassemblant les différentes associations de lutte contre la contrefaçon.

Les effets de ce lobbying ont fini par se faire sentir. Dans le champ de la santé, il s'est traduit par la création du groupe IMPACT, sous l'égide de l'Organisation mondiale de la santé, avec le soutien de l'International Federation of Pharmaceutical Manufacturers & Associations (IFPMA) qui défend les intérêts des principales entreprises pharmaceutiques européennes et américaines. Son lancement a été annoncé en février 2006 à Rome par l'OMS. La « déclaration de Rome » entérine la formulation du problème des médicaments illicites en termes de contrefaçon par l'OMS. IMPACT signifie « International Medical Products Anti-Counterfeiting Taskforce », ce qui souligne l'importance donnée à la propriété intellectuelle – l'accent étant mis sur la contrefaçon et non sur les autres irrégularités pharmaceutiques (qualité défectueuse, péremption, non-enregistrement). Le groupe IMPACT a pour objectifs d'encourager la coopération dans la lutte contre les médicaments contrefaits, de pousser les États à adopter des mesures législatives, à améliorer l'échange d'informations, à proposer des outils techniques et administratifs, et à accroître la coordination entre toutes les initiatives[4]. À la même période, d'autres institutions internationales mettent en place des programmes contre la contrefaçon, à l'instar de l'Organisation mondiale des douanes (OMD) qui approuve, en juin 2006, le lancement du projet de normes SECURE destinées à renforcer la propriété intellectuelle. Ces initiatives traduisent l'adoption du vocabulaire de l'anti-contrefaçon pour lutter contre les circulations illicites de médicaments.

Ces politiques et le lobbying qui les sous-tend s'inscrivent dans le prolongement des débats sur la propriété intellectuelle des années 1990. Ils poursuivent, sur le front de la contrefaçon, la guerre entamée pour le monopole de la propriété intellectuelle par l'industrie du Nord. Rappelons que les questions pharmaceutiques font depuis plus de vingt ans l'objet de conflits virulents sur la scène internationale. Les négociations de l'Uruguay Round qui se sont achevées en 1994 sont à l'origine de l'accord sur les ADPIC, dont un objectif central est la mise en place d'un régime international de propriété intellectuelle et qui constituent l'un des traités instituant l'Organisation mondiale du commerce[5]. L'application des ADPIC ne s'est pas faite sans heurts. Certaines clauses de l'accord offraient, sous conditions, aux pays la possibilité de produire ou d'importer des copies de médicaments sans tenir compte des brevets ou licences. Ces « flexibilités » (terme employé dans le texte de l'accord) donnaient la possibilité aux gouvernements, notamment à ceux des pays moins avancés, d'interpréter l'accord d'une manière favorable à la protection de la santé publique. Jusqu'en 2001, elles ont été particulièrement difficiles à faire reconnaître. Un épisode crucial s'est joué, au début des années 2000, lors du procès intenté par 39 entreprises pharmaceutiques contre le gouvernement sud-africain qui avait légiféré en 1997 en faveur d'un recours à ces « flexibilités ». Le procès a été l'un des points culminants d'une période qui va de 1995 à 2001, où se sont multipliées les disputes sur la propriété intellectuelle entre États, firmes, organisations internationales et non gouvernementales[6]. En avril 2001, les laboratoires ont abandonné leur procès et, en novembre de la même année, la déclaration de Doha a réaffirmé la nécessité de protéger la santé publique de toute interférence avec la propriété intellectuelle, ainsi que la possibilité pour les États de faire usage des flexibilités des ADPIC.

D'une certaine façon, alors qu'en 2001 la déclaration de Doha marque la défaite de l'industrie du Nord dans la bataille pour les flexibilités, la lutte anti-contrefaçon apparaît comme un nouveau front sur lequel se réorganise la bataille.

N'allons cependant pas trop vite en besogne. Il a fallu du temps aux politiques anti-contrefaçon pour se mettre en place, et aux activistes de l'accès aux médicaments pour prendre conscience des dangers que ces politiques pouvaient présenter. Avant 2008, les risques des politiques anti-contrefaçon étaient assez peu débattus par la société civile, et les groupes activistes étaient préoccupés par d'autres enjeux. Ce manque d'intérêt relatif explique en partie comment les législations anti-contrefaçon se sont imposées, par exemple au Kenya. En 2006, Christa Cepuch, pharmacienne à Nairobi de l'ONG Health Action International, prend connaissance par le biais d'un de ses contacts d'un projet de loi du gouvernement kenyan sur la lutte contre la contrefaçon. Intriguée, mais manquant des connaissances juridiques qui lui permettraient de l'analyser précisément, elle le transmet à un avocat de son réseau. Celui-ci ne cache pas son inquiétude face aux conséquences potentielles d'une telle loi en matière de propriété intellectuelle. Au même moment débutent une série d'échanges entre la Commission parlementaire kenyane sur la santé, des organisations de la société civile et des représentants de firmes privées. Mais le projet de loi ne fait pas l'objet d'une opposition systématique des groupes qui militent pour l'accès aux médicaments : « Nous avions ce texte entre les mains, et nous avions plusieurs indices qui montraient ses dangers. Nous en avons discuté, et nous avons assisté à des réunions avec le gouvernement où on voyait bien que les industriels avaient l'air mieux informés que nous – ils arrivaient avec des versions plus récentes du texte ! Mais malgré tout ça n'a pas trop pris du côté des organisations à ce moment-là[7]. »

Dans l'après-Doha, les groupes kenyans d'accès aux médicaments sont pour l'essentiel mobilisés contre les tentatives d'amendement de la loi sur la propriété industrielle auxquelles se livrent les adeptes d'un droit de propriété intellectuelle fort. Cette loi adoptée en 2001 avec le soutien du ministre du Commerce et de l'Industrie, Nicholas Biwott, soutenait une interprétation souple du droit de propriété intellectuelle et promouvait le recours aux flexibilités des ADPIC[8]. En réaction, plusieurs tentatives eurent lieu au cours des années 2000 pour l'amender et la rendre plus conforme aux attentes des industries du Nord. L'attention des activistes de l'accès aux médicaments portait donc moins sur la contrefaçon que sur la sauvegarde de la loi de propriété industrielle et des flexibilités qu'elle rend possibles.

Cette situation a laissé le champ libre à l'industrie. Fin 2008, après deux ans de discussions, la loi anti-contrefaçon a été adoptée par le Parlement kenyan sous l'influence d'une association d'industriels, la Kenya Association of Manufacturers (KAM), qui compte parmi ses membres un grand groupe pharmaceutique européen. Les discussions avec la société civile n'y ont rien changé, et Christa Cepuch et ses alliés n'ont pas réussi à imposer une reformulation satisfaisante. La loi est censée répondre à un important problème de produits copiés et de contrebande qui touche de nombreux domaines : téléphonie mobile, cartouches d'imprimante, matériel automobile et médicaments. Elle définit les produits de contrefaçon, pose des principes pour la saisie des produits contrefaits et crée une Agence anti-contrefaçon chargée de lutter contre cette forme de criminalité. Dans le cas des médicaments, la loi soulève cependant un problème technique. Elle considère comme produit de contrefaçon tout médicament fabriqué dans l'intention de tromper ou qui serait la copie d'un produit sur lequel une personne ou une entreprise détiendrait des droits de propriété intellectuelle, où que soit située cette personne ou cette entreprise. Cette clause peut dans certains cas s'appliquer aux médicaments génériques. Les médicaments génériques copient une formule, alors que les droits de propriété ne sont plus en vigueur. Cependant, depuis la déclaration de Doha en 2001, il est possible pour des pays confrontés à des situations graves – crises sanitaires ou épidémies à grande échelle – de produire ou faire produire des versions génériques de médicaments encore sous brevet (une des flexibilités permises par les ADPIC). Ce droit est menacé par la loi anti-contrefaçon kenyane, qui considère que, tant que le brevet d'un produit est en vigueur quelque part dans le monde, toute « copie » est un produit de contrefaçon. Les défenseurs de l'accès aux médicaments n'ont donc rien vu venir : sous couvert de protéger la santé publique et de s'attaquer à des médicaments dangereux, l'industrie a ainsi repris la main sur les politiques de propriété intellectuelle !

Mais les difficultés à mobiliser contre les politiques anti-contrefaçon ne signifient pas l'absence de critiques. En 2006, les juristes Kevin Outterson et Ryan Smith publient un article qui fera date[9]. Son titre « The good, the bad and the ugly[10] » (Le bon, le mauvais et le laid) vise à montrer que la notion de contrefaçon est appliquée de façon indistincte à trois types de médicaments différents : certains (les *good*) sont des médicaments reconnus et de bonne qualité, mais exclus par des conceptions restrictives de la propriété intellectuelle. Outterson et Smith donnent l'exemple des mécanismes de licence obligatoire, grâce auxquels un médicament peut être produit par une firme avec le soutien de son gouvernement sans disposer pour autant de la licence du détenteur du brevet. Le médicament pourrait ainsi être considéré comme contrefait dans certains espaces géographiques et juridiques mais pas dans d'autres – c'est le problème qui s'est posé dans le cas kenyan. Les médicaments *bad* sont à la fois des contrefaçons de marque et des faux médicaments produits par des malfaiteurs. Enfin, les médicaments *ugly* peuvent être de bonne qualité et sont généralement légitimes, mais ils parviennent au consommateur à travers une chaîne de distribution peu sûre ou même risquée. Il arrive qu'ils ne respectent pas complètement les normes, par exemple en se présentant sous des emballages non conformes. Pour les auteurs, les *ugly* résultent d'un régime de circulation dans lequel la sous-traitance internationale est fréquente, alors que les licences commerciales segmentent les territoires. Pour cette raison, une meilleure intégration du commerce international conduirait à reconnaître la légitimité de tels médicaments – alors que les tenants des politiques anti-contrefaçon cherchent à les exclure. Surtout, pour Outterson et Smith, c'est la propriété intellectuelle elle-même qui constitue la cause principale du déploiement des produits de contrefaçon, en créant d'énormes différences de prix entre les médicaments selon les espaces de vente.

Le champ académique n'est pas seul à porter la critique. Le 7 juin 2007, à l'occasion du G8, l'organisation non gouvernementale Médecins sans frontières (MSF) dénonce la réduction systématique du débat sur l'accès aux médicaments à un problème de contrefaçon[11]. Les arguments employés sont proches de ceux d'Outterson et Smith, mais l'ONG insiste sur le fait que la question de la contrefaçon est un moyen de détourner l'attention d'un problème plus important : celui de l'accès à des médicaments génériques de qualité et à des prix peu élevés. Quelques mois plus tard, en janvier 2008, le *think tank* South Centre, qui milite en faveur des intérêts des pays en développement, publie à son tour un document sur les transformations du droit de propriété intellectuelle dans lequel les politiques anti-contrefaçon sont mises en cause[12]. Les auteurs y dénoncent la possibilité d'une confusion entre « contrefait » et « générique » et pointent le risque d'inclure certains médicaments génériques légitimes dans la catégorie « contrefaçon ». Ces interventions montrent que la question de la contrefaçon a été débattue avant 2008 ; elles demeurent cependant isolées, sont peu relayées et ne donnent pas lieu à la formation d'un mouvement de protestation organisé.

La tension monte

À force de gagner du terrain, les politiques anti-contrefaçon finissent par provoquer des contestations plus fermes. Au Kenya, des groupes de la société civile qui avaient été pris de court par le lobbying de l'industrie et le vote de la loi ne tardent pas à réagir[13]. En octobre 2008, MSF dénonce la « confusion fatale » induite par la loi kenyane et demande son amendement : « En élargissant de manière erronée la définition des produits contrefaits pour inclure potentiellement des génériques fabriqués légalement, la loi anti-contrefaçon risque d'interdire l'importation et d'empêcher l'accès à des médicaments essentiels et vitaux, comme ceux utilisés par MSF pour traiter les personnes atteintes du VIH[14]. »

Après plusieurs mois de débats sur la réponse à apporter, trois personnes portent plainte en juillet 2009, demandant que la loi soit déclarée anticonstitutionnelle au motif qu'elle met en danger leur droit à la vie[15]. Pour des personnes séropositives, cette loi constitue une menace vitale car elle risque de rendre l'accès aux traitements beaucoup plus coûteux. À partir de cette date, les politiques anti-contrefaçon vont se trouver au centre d'un conflit entre les associations de patients, le gouvernement et l'industrie au Kenya.

Dans les organisations internationales aussi, les politiques anti-contrefaçon soulèvent une vague de critiques. En août 2008, une discussion est lancée au sein de l'Organisation mondiale des douanes (OMD) sur la lutte contre la contrefaçon et sur le projet de normes SECURE. Celui-ci est dénoncé par plusieurs membres comme un instrument de renforcement de la propriété intellectuelle menaçant la circulation des médicaments génériques. À l'OMS, le groupe IMPACT est accusé de conflit d'intérêts et de promouvoir une approche policière du problème. La lutte anti-contrefaçon et son usage comme moyen « ADPIC+ », c'est-à-dire allant au-delà des exigences des ADPIC en matière de propriété intellectuelle[16], deviennent un motif de contentieux dans les organisations internationales.

Les instances de l'Union européenne constituent un troisième foyer de conflit, alors que les premières protestations se font entendre au sujet de l'*Anti-Counterfeiting Trade Agreement* (ACTA), négocié à partir de 2007 à l'initiative de plusieurs grandes puissances, notamment du Japon, des États-Unis et de l'Union européenne. Cet accord vise à établir un cadre juridique et une institution de gouvernance pour lutter contre les différentes infractions à la propriété intellectuelle. La notion de contrefaçon y recouvre de multiples cas, portant aussi bien sur les brevets pharmaceutiques que sur les biens numériques. Le projet d'accord essuie les premières critiques de la société civile dès le début des négociations.

Enfin, en Inde, au même moment, un quatrième conflit commence à prendre forme sur un autre thème que celui de la contrefaçon. Dans ce pays, en août 2006, la possibilité d'un accord de libre-échange entre l'Inde et l'Europe avait été annoncée, puis, en octobre, une feuille de route avait été publiée. À partir des années 2007 et 2008, un mouvement d'opposition se fédère au niveau national, regroupant différentes associations, parmi lesquels les pêcheurs du National Fishworkers Forum, le mouvement d'agriculteurs du Bhartiya Kisan Union, le groupe intersectoriel de travail sur les brevets (National Working Group on Patent Law). Il s'agit de souligner les différents dangers auxquels exposerait la négociation d'un accord de libre-échange avec l'Europe, en particulier la baisse ou la disparition des tarifs douaniers qui fragiliseraient l'agriculture et la pêche locales[17]. Ce conflit ne porte pas sur les politiques anti-contrefaçon et touche moins aux médicaments qu'à la pêche ou à l'agriculture. Néanmoins, il jouera par la suite un rôle pivot dans l'articulation des revendications.

Entre 2006 et 2008, on compte ainsi l'apparition de plusieurs foyers de conflit, directement ou indirectement liés à la lutte contre la contrefaçon : au Kenya, dans les organisations internationales comme l'OMS, dans l'Union européenne et en Inde. Ces conflits sont encore distincts les uns des autres et ne portent pas tous sur les mêmes enjeux, mais ils ne vont pas tarder à se trouver mêlés. La première étape de montée des protestations envers les politiques anti-contrefaçon se solde, en décembre 2008, par une déclaration de Pascal Lamy (secrétaire général de l'OMC) pour qui il importe de ne pas confondre « contrefait » et « générique ». Le seul objectif de cette déclaration est de désarmer le conflit qui couve, mais elle aura peu d'effets : la controverse ne fait que commencer.

Saisies de médicaments et embrasement du conflit

Dès le début de l'année 2009, la dénonciation de saisies de marchandises réalisées par les douanes européennes attise les protestations. À partir du mois d'octobre 2008, plusieurs cargaisons de médicaments génériques indiens sont saisies par les douanes hollandaises. L'une est une cargaison de Losartan Potassium destinée au Brésil. Ce médicament fabriqué en Inde par Dr Reddy's Laboratories n'est breveté ni en Inde ni au Brésil. La cargaison est pourtant saisie en décembre 2008 par les douanes hollandaises, à la demande d'une compagnie anonyme, et retenue pendant plus d'un mois au motif qu'elle pourrait être détournée vers le marché européen et contrevenir au droit de propriété intellectuelle de l'Union. Le brevet du médicament original – le Cozaar – est détenu par le laboratoire DuPont en Hollande. Une fois la preuve administrée que la cargaison était seulement en transit, elle est relâchée. Mais le produit est rappelé en

Inde. En mai 2009, une autre cargaison, cette fois-ci de l'Inde pour le Vanuatu, est saisie alors qu'elle est en transit à Francfort en Allemagne. Il s'agit d'amoxicilline, saisie à l'initiative d'un douanier qui y soupçonne la possibilité d'une contrefaçon. La cargaison sera relâchée après que l'entreprise détentrice du brevet du médicament vendu sous le nom de marque Amoxil aura reconnu l'absence d'infraction. La marchandise est finalement expédiée au Vanuatu.

Ces saisies sont dénoncées par des ONG et des représentants du gouvernement indien. Le débat qu'elles provoquent constitue un élément essentiel de la globalisation de la controverse. Dès le mois de février 2009, les saisies sont dénoncées par l'Inde et le Brésil au comité exécutif de l'OMS, au forum économique mondial de Davos et au conseil général de l'OMC. Les discussions qu'elles provoquent remettent en question les politiques anti-contrefaçon : les initiatives de l'OMS (IMPACT) ou de l'OMD (SECURE) sont attaquées par le représentant du Brésil lors de son intervention à l'OMC sur la question des saisies, de même que les politiques « ADPIC+ ». Les saisies auront une influence considérable sur la controverse. Les enjeux des politiques anti-contrefaçon y trouvent une forme concrète car elles montrent comment l'Union européenne pourrait priver injustement les patients brésiliens ou vanuatais de leurs médicaments au motif d'un renforcement des politiques de régulation. Les critiques vont se multiplier et la contestation prendre une nouvelle ampleur. C'est un véritable tournant. La presse qualifiera dès lors de « controverse globale » les protestations engendrées par les saisies[18].

Les différents conflits vont alors s'entremêler. Plusieurs groupes d'accès aux traitements brandissent l'exemple des saisies pour montrer, d'une part, que des politiques en apparence isolées s'inscrivent dans un agenda général de sécurisation policière plus que dans un souci de santé publique et, d'autre part, que ces politiques ont des effets directement observables sur la circulation des médicaments. Dès lors, les différentes initiatives anti-contrefaçon sont abordées de front par les acteurs de la société civile qui ont compris leur logique commune et leurs effets. Ainsi, le 17 mars 2009, une manifestation anti-FTA est organisée à Delhi, invoquant les risques pour l'accès aux médicaments vitaux. Le communiqué des organisateurs mentionne les saisies et souligne ainsi le lien entre cet accord et les enjeux des politiques anti-contrefaçon[19].

L'entremêlement n'est pas seulement thématique, on le retrouve au niveau des espaces de protestation et de débat. Les institutions internationales comme l'OMS et l'OMC, les gouvernements, les ONG et les groupements industriels interagissent de façon croisée ; les espaces de débat se multiplient et interfèrent les uns avec les autres. Le cas soulevé à l'OMC début février provoque une série de discussions autour de la question de la légalité des saisies, dans un climat tendu car d'autres saisies ont entre-temps eu lieu[20]. De nouveaux acteurs entrent en scène, comme les industries européennes de médicaments génériques qui envoient une lettre au commissaire européen en charge des douanes[21]. L'ONG Health Action International interpelle l'Union européenne[22]. Cette phase de globalisation de la controverse culmine en décembre 2009 avec la manifestation kenyane évoquée au début du chapitre, qui porte avant tout sur l'impact de l'accord de libre-échange négocié entre l'Europe et l'Inde. Mais on voit à présent mieux le sens qu'elle revêt depuis Nairobi, dans le contexte de la loi kenyane et des saisies de cargaisons de médicaments.

Les saisies opérées par les douanes européennes ont été l'occasion de faire converger des conflits auparavant disparates. Elles rendent tangibles les craintes exprimées par des organisations comme MSF. Entre 2008 et 2010, *les* controverses sur la lutte anti-contrefaçon laissent progressivement place à *une* controverse globale, au cours de laquelle fusionnent les thématiques de contestation, les échelles d'action et les mouvements militants.

Le travail de globalisation

Les saisies ne permettent cependant pas de rendre compte à elles seules de la convergence des différents conflits et de la globalisation de la controverse. Elles n'expliquent pas tout : le médicament et la propriété intellectuelle ne sont ainsi pas dès le départ des éléments centraux des conflits en Inde, au Kenya et dans l'Union européenne. En Inde, l'enjeu de la propriété intellectuelle sur le médicament soulevé par l'accord de libre-échange n'est qu'un élément parmi de nombreuses protestations sur la pêche, l'automobile, le textile, les produits laitiers. Dans l'Union européenne, il en va de même pour l'ACTA : le domaine pharmaceutique est concerné, mais ce sont surtout les mouvements liés au numérique qui s'engagent d'abord dans le conflit. Au Kenya, la loi sur la contrefaçon porte sur tous les domaines de la consommation (automobile, téléphonie et électronique par exemple), le milieu pharmaceutique n'est donc pas seul concerné par les changements proposés dans la loi. Pour mieux comprendre comment le conflit est devenu transnational, il faut prendre en compte le travail réalisé par les groupes militants pour articuler les différentes disputes.

Ce travail a d'abord porté sur le recentrage du conflit autour de la thématique « médicament ». Le recentrage s'est fait pour des raisons stratégiques aussi bien au Kenya qu'en Inde. La thématique « médicament vital » étant plus porteuse que la pêche dans le cas de l'accord entre l'Inde et l'Europe, ou que les pièces détachées de voiture dans le cas de la contrefaçon au Kenya, les mouvements militants ont décidé de régler leur argumentaire sur ce thème. Susana Barria, militante d'une fédération syndicale en Inde, s'en est expliquée. C'était un choix délibéré, à la fois parce que le thème du médicament et de la santé était porteur et parce qu'il permettait de souligner l'importance mondiale de l'Inde en ce domaine : « Ça a été un choix important pour nous parce qu'on voyait bien que la contestation ne prenait pas assez si on restait sur les thèmes initiaux. Le monde n'est pas très sensible au sort des pêcheurs kéralais. Il fallait donc mettre en avant quelque chose de plus fédérateur, et le médicament était un pan important des négociations[23]. »

Suivant une stratégie classique d'internationalisation des causes publiques, le mouvement social a aligné ses revendications sur les enjeux politiques pertinents au niveau international, en l'occurrence ceux de la santé dans un système mondialisé plutôt que ceux de la pêcherie indienne[24]. Il en résulte une redéfinition du conflit en termes d'accès aux médicaments, l'Inde étant dépeinte dans la presse comme la « pharmacie du tiers-monde », faisant parvenir des médicaments aux pauvres contre les grandes entreprises européennes bloquant les marchandises pour des raisons financières.

Cette stratégie de recentrage ne peut être séparée du contexte historique et social de l'activité militante en Inde, au Kenya et dans l'Union européenne. Le médicament n'est pas une thématique naturellement plus internationale que la pêche ou les pièces détachées de voiture. Ce rôle privilégié s'explique par la structuration depuis les années 1990 de groupes militants de différents pays autour des enjeux de l'accès aux médicaments. C'est la thématique transnationale par excellence. L'histoire des conflits sur l'accès aux antirétroviraux depuis le début des années 2000 a été un facteur essentiel d'organisation de l'activisme transnational[25]. Les collaborations militantes sont anciennes. En ce sens, le travail de globalisation est aussi un travail d'organisation inscrit dans le temps. Loon Gangte, activiste des mouvements séropositifs indiens, a organisé une manifestation internationale à Delhi grâce à des contacts anciens avec le Népal, l'Afrique du Sud, la Corée, datant des mouvements sur l'accès aux antirétroviraux génériques : « C'est facile, depuis toutes ces années je connais... pas tout le monde, mais beaucoup de gens dans ces réseaux, dans plein de pays différents. Surtout en Asie : au Népal, en Corée, en Thaïlande... mais aussi dans d'autres pays... Et avec Internet de toute façon, dès qu'on a décidé d'organiser quelque chose, j'ai fait passer le message à tout le monde[26] ! »

Ces collaborations anciennes sont encouragées par un travail de fond, notamment au cours des rencontres internationales qui permettent aux activistes de se retrouver, et elles se sont également renforcées avec la professionnalisation et la hausse du niveau de diplôme dans l'activisme lié au VIH-sida[27]. De telles rencontres sont à la fois des occasions d'interagir entre membres d'un réseau global et d'inscrire les thématiques de contestation dans des dynamiques internationales afin de maintenir un agenda commun. De ce fait, la globalisation des conflits résulte d'un mécanisme de spécialisation des tâches entre des groupes aux compétences techniques, juridiques, communicationnelles et logistiques différentes[28].

Au printemps 2010, le conflit arrive à un nouveau tournant. D'abord au Kenya, en avril, avec la suspension de la loi par la juge Roselyne Wendoh. Ensuite à l'OMS, en mai, avec la reprise en main des politiques anti-contrefaçon par les États membres : un nouveau groupe de travail est mis en place pour travailler sur les enjeux autour des médicaments, intitulé « SSFFC » pour « Substandard, Spurious, Falsified, Falsely labelled, Counterfeit », afin de se démarquer d'une approche seulement anti-contrefaçon. À partir de septembre 2010, le groupe IMPACT est « exilé » en Italie où il est hébergé par l'Agence italienne des médicaments.

L'accalmie est de courte durée. Le mouvement de protestation relance les contestations de plus belle. À Nairobi, Health Action International organise une réunion où sont invités des militants indiens, notamment le groupe d'avocats et de juristes Lawyers Collective dirigé par Anand Grover, un avocat impliqué dans certains grands procès sur la propriété intellectuelle en Inde, mais aussi rapporteur spécial des Nations unies pour le droit à la santé[29]. L'objectif pour les activistes indiens est d'aider les Kenyans à construire leur dossier pour le procès. Une série de manifestations s'ensuivent, coïncidant avec de nouvelles négociations autour de l'accord de libre-échange. En juillet 2010, lors de l'*International AIDS Conference* à Vienne, des militants « saisissent » l'Europe, menant une action de protestation contre les saisies de médicaments. En septembre, une association de séropositifs delhiites, Delhi Network of Positive People (DNP+), lance un appel à signer une lettre adressée au Premier ministre indien, avec la collaboration de MSF qui reçoit le soutien de 240 organisations[30]. Du 4 au

9 octobre 2010, une semaine d'action est organisée contre le FTA avec une manifestation le 4 octobre à Bruxelles devant la Commission européenne, un *die-in* devant le ministère du commerce indien le 6 octobre et une manifestation internationale à Delhi le 13 octobre. Une seconde vague de manifestations suit, début 2011[31]. Au cours de cette période, la dimension globale de la controverse atteint un pic. Certains acteurs, comme l'Inde, sont impliqués simultanément dans plusieurs conflits : les négociations autour de l'accord de libre-échange, le conflit sur les saisies à l'OMC, la critique d'IMPACT à l'OMS.

Tous ces événements reposent sur la mise en place de collaborations qui réunissent des organisations aux compétences différentes au sein d'un même pays. En Inde, la collaboration entre MSF, Lawyers Collective et Delhi Network of Positive People, et au Kenya, entre MSF et Health Action International, l'organisation d'accès aux médicaments Nephak et l'organisation d'avocats KELIN sont particulièrement révélatrices. En Inde par exemple, les rôles sont répartis entre les mouvements de séropositifs locaux en charge de l'organisation de certaines manifestations et mis en avant dans les médias, les ONG internationales responsables de l'animation médiatique en produisant communiqués de presse ou publications web, et les spécialistes du droit chargés d'analyser les documents juridiques. Ces collaborations réunissent également des organisations aux domaines d'activité analogues entre différents pays. Dans le cas de l'accord bilatéral Inde-Union européenne, une activiste raconte que c'est d'abord une organisation européenne qui a fait fuiter les documents auprès d'une collaboratrice indienne à Genève ; à son tour, celle-ci les a envoyés à Delhi où les textes ont commencé à être analysés à partir de l'expérience coréenne d'un autre accord de libre-échange : « On est en contact avec une organisation en Europe, et elle nous fait régulièrement passer des documents. Je crois que c'est eux qui nous ont envoyé le texte la première fois. Et en général, dès qu'on l'a, on commence à le discuter collectivement sur des listes de diffusion, à essayer d'en proposer des interprétations[32]. »

Dans cette situation de spécialisation et de division du travail, tous s'accordent à reconnaître le rôle moteur de certains acteurs, comme K. M. Gopakumar (Third World Network), Leena Menghaney (MSF, Access Campaign) et Kajal Bhardwaj (juriste indépendante), qui, à l'époque de la controverse, partagent les mêmes locaux[33]. La compétence des activistes indiens sur les questions de propriété intellectuelle s'explique par l'histoire du développement de l'Inde en matière pharmaceutique, qui s'est accompagné de la mise en place précoce de groupes de réflexion – notamment le National Working Group on Patent Law, créé en 1988 à l'initiative de B. K. Keayla, alors l'un des principaux cadres du laboratoire Ranbaxy[34]. Certains acteurs tiennent simultanément plusieurs rôles. C'est le cas d'Anand Grover qui participe à la controverse à la fois en tant que membre du Lawyers Collective, un groupe d'avocats et de juristes indiens militant entre autres pour l'accès aux médicaments, et en tant que rapporteur spécial pour l'ONU sur le droit à la santé. C'est à ce titre qu'il interviendra dans le procès kenyan, après avoir apporté un soutien militant aux groupes activistes de ce pays.

Ces collaborations sont à la fois des collaborations transnationales (Nord-Sud, Sud-Nord et Sud-Sud) et des collaborations transprofessionnelles (entre mouvements de patients, ONG internationales et groupes de juristes). Cela renvoie à la difficulté du travail juridique. La complexité et l'évolution rapide du droit rendent nécessaire une collaboration entre des acteurs différents et impliquent une collaboration internationale. Ces formes d'organisation sont révélatrices de la dimension « savante » des engagements actuels sur les questions pharmaceutiques[35]. Elles fonctionnent comme des associations épistémiques : le triptyque ONG internationale, groupe de juristes et d'avocats, associations de patients de « terrain » permet de produire des connaissances sur la cause de la controverse tout en mobilisant des groupes militants et des outils de communication, tout en intervenant aux niveaux légal et juridique. En définitive, la collaboration et la spécialisation des tâches des groupes activistes constituent un facteur essentiel de la globalisation de la controverse : elles facilitent la convergence des conflits et leur unification thématique au niveau international grâce à un « travail de globalisation ».

La victoire des opposants... et après ?

Au printemps 2012, on s'oriente manifestement vers une victoire des opposants aux politiques anti-contrefaçon. Le 12 avril 2012, les socialistes et démocrates du Parlement européen annoncent qu'ils voteront contre ACTA et même si, le 13 avril, Marielle Gallo (rapporteur de la Commission des affaires juridiques) propose de soutenir l'accord, les critiques se multiplient au sein du parlement. Le 9 juin, des manifestations ont lieu au Japon, dans l'UE, aux États-Unis et au Canada contre ACTA puis, le 21 juin, le Comité sur le commerce international se prononce contre l'accord. Le 4 juillet, ACTA est définitivement rejeté. Le 20 avril

2012, après de nombreux reports, l'*Anti-Counterfeit Act* est rejeté à son tour par la haute cour kenyane. Le 25 mai, l'Assemblée générale mondiale sur la santé impulse une nouvelle politique contre les mauvais médicaments à l'OMS en promouvant le rejet des problématiques de propriété intellectuelle et une attention renouvelée aux enjeux de santé publique. L'accord de libre-échange entre l'Inde et l'Union européenne reste en suspens, et les négociations finales ne cessent d'être repoussées ; cependant, le revirement général enregistré par les autres politiques anti-contrefaçon et de renforcement de la propriété intellectuelle, ainsi que la montée des tensions entre l'Inde et l'UE sur les questions commerciales laissent les négociations dans une impasse. Après plusieurs années de négociations et de conflits sur la question de la contrefaçon, on assiste donc à une suspension de la controverse au cours de l'été 2012. Dans l'intervalle, cette controverse s'est globalisée. La mobilisation activiste, les stratégies de redéfinition du conflit et la division internationale du travail militant ont permis la convergence des conflits à travers différents espaces, acteurs, thématiques et temporalités – ce qui correspond à la définition proposée par le sociologue Jean Foyer de la controverse globale comme translocale, transacteurs, transthématique et transtemporelle[36].

Mais ce n'est pas tout. Par leurs critiques, les opposants aux politiques anti-contrefaçon ont mis en évidence plusieurs aspects du problème négligés ou délibérément passés sous silence. Ils ont déplacé le regard habituellement posé sur les médicaments illicites et en ont proposé une vision alternative. Face à leurs critiques, le discours pourtant bien rodé des promoteurs de l'anti-contrefaçon a commencé à s'enrayer. En même temps, le conflit laisse de nombreuses interrogations en suspens. Et d'abord celle-ci : si le problème des médicaments illicites n'est pas de la seule responsabilité de malfaiteurs, qu'est-ce qui permet d'en rendre compte ? L'autre explication, selon laquelle la cupidité des grandes entreprises serait à l'origine du problème, est-elle si certaine ? Ce serait un peu court. Il s'impose alors de poursuivre l'enquête, de déplier les enjeux soulevés par la controverse pour les confronter maintenant à ce qui se passe sur les marchés de médicaments.

Il faut pour cela partir à la rencontre de ceux, parfois un peu trop silencieux pendant le conflit, que nous n'avons pas encore entendus mais qui auraient probablement beaucoup à dire : fabricants, distributeurs, acteurs de la régulation, usagers de médicaments. J'ai enquêté auprès d'eux entre 2012 et 2016 en Inde et au Kenya. Des multinationales aux firmes locales, en passant par les inspecteurs du médicament, les douaniers, les importateurs et les patients, j'ai tenté de reconstituer les enjeux soulevés par la mondialisation pharmaceutique, à partir d'une perspective résolument ancrée au Sud, mais attentive aux problèmes soulevés par les circulations intercontinentales de médicaments. Comment, dans *les* Suds, le problème des médicaments illicites se pose-t-il ?

PREMIÈRE PARTIE

GÉOGRAPHIES PHARMACEUTIQUES
LES MUTATIONS D'UNE INDUSTRIE

2

LA MONDIALISATION PHARMACEUTIQUE

L'illicite expliqué par le marché

L'historienne Nandini Bhattacharya raconte que, au tournant du XXe siècle dans les Indes britanniques, l'adultération des médicaments était considérée comme un problème majeur et fournissait l'un des principaux sujets de discussion à propos du marché pharmaceutique local[1]. Les produits concernés étaient nombreux et incluaient des copies de produits importés de marque tels que des savons, des poudres, des médicaments brevetés ou encore des marchandises en vrac, comme l'huile d'olive ou d'amande. À l'époque, l'industrie pharmaceutique indienne, encore balbutiante, n'était pas la principale accusée. La faiblesse des contrôles et une culture marchande peu soucieuse d'efficacité médicale étaient incriminées par les autorités, mais la concurrence féroce à laquelle se livraient les firmes étrangères semble aussi avoir joué un rôle non négligeable. En 1889, un agent travaillant pour plusieurs compagnies britanniques accusait ses concurrents allemands, français et américains de fragiliser les fabricants anglais – avec la complicité des grossistes indiens – en écoulant sans scrupule des produits adultérés : « Du calomel [chlorure de mercure] contenant 50 % de craie, de la santonine [un vermifuge] avec la moitié d'acide borique, envoyés ici de France et d'Allemagne, port payé, et vendus dans la devise du pays, je suis incapable de voir comment l'honnête compétition anglaise peut faire face[2]. »

Si, aux yeux des Anglais, la concurrence étrangère et les importateurs locaux étaient à blâmer, il n'en allait pas ainsi pour tout le monde. Après la Première Guerre mondiale, le mouvement nationaliste indien devait se saisir du problème, et la presse s'en prit à la collusion entre fabricants et grossistes anglais, accusés de déverser sur le marché des produits de mauvaise qualité. Dans les années 1930, un comité chargé d'évaluer le marché indien pointa aussi du doigt le marketing agressif et trompeur au moyen duquel les firmes, principalement étrangères, diffusaient des médicaments brevetés auprès des praticiens et des patients. Le problème traversa ainsi les années de domination coloniale ; l'importance qui lui fut accordée explique en partie le contenu de la loi pharmaceutique adoptée en 1944.

Cette histoire montre que le problème de l'illicite pharmaceutique n'est pas récent. Pour Nandini Bhattacharya, l'importance du problème au cours de ces années s'explique moins par la faiblesse des contrôles – une raison fréquemment mise en avant à l'époque – que par la structuration du marché. La coexistence de pratiques de vente hétérogènes obéissant à des normes différentes, la concurrence entre acteurs étrangers et autochtones, la diversité des pratiques médicales et des attentes des consommateurs constituaient le fondement de l'illicite. Ce faisant, l'historienne nous détourne d'explications superficielles en termes de dysfonctionnements, de pratiques déviantes ou de défaillance de l'État, pour attirer notre attention sur les causes structurelles de l'illicite. Les médicaments adultérés n'auraient pas été une anomalie du marché, mais plutôt l'un de ses piliers !

Si on la suit, il faut expliquer l'organisation du marché pour mieux comprendre le problème ; mais le marché a profondément évolué depuis le début du XXe siècle. D'un marché colonial dominé par les Anglais au marché actuel, le monde de la pharmacie industrielle a beaucoup changé : les raisons de l'illicite n'ont plus grand-chose à voir avec celles avancées par Nandini Bhattacharya. Enfin, est-ce si sûr ? Il nous faut revenir sur les caractéristiques du marché pharmaceutique contemporain en gardant à l'esprit une question : dans quelle mesure l'organisation du marché apporte-t-elle une explication au problème des médicaments illicites tel qu'il se pose aujourd'hui ?

L'internationalisation de la production

La caractéristique la plus frappante du marché pharmaceutique contemporain est sa mondialisation, avec une activité de production dans la plupart des pays du monde. Si le marché pharmaceutique est depuis longtemps transnational, en revanche le développement mondial d'une activité de production industrielle est un phénomène récent.

Le premier élément moteur de cette transformation a été l'industrie elle-même, en premier lieu celle des pays les plus riches. L'industrie pharmaceutique des pays du Nord, dont les principales firmes (Pfizer, Roche, Sanofi, Novartis...) dominent le marché mondial, traverse depuis les années 1990 une longue période de mutation. Le modèle de profit dominant au cours des années 1980 et 1990 reposait sur l'innovation et la recherche. L'activité pharmaceutique était alors associée à des investissements élevés en recherche et développement, des coûts de production bas, les profits provenant de la rente de monopole liée à l'innovation, au marketing, aux droits de propriété intellectuelle et aux brevets[3]. Les profits ont reposé sur le développement de petites molécules et sur la mise en place d'alliances entre universités et industries, tout comme sur une régulation permettant l'organisation d'essais cliniques à grande échelle et sur une infrastructure juridique de propriété intellectuelle en voie de mondialisation. Le succès de quelques médicaments appelés *blockbusters* rapportant au moins un milliard par an (par exemple le Lipitor, médicament préventif contre les maladies cardiovasculaires)[4] remplissait un rôle crucial pour la pérennité du modèle.

Ce modèle est entré en crise au tournant du XXIe siècle[5]. Les spécialistes ont constaté une stagnation relative de la recherche et une hausse constante des coûts de l'innovation. Le nombre de produits recevant une autorisation de mise sur le marché (AMM) a continué à augmenter sur les marchés américain et européen[6], mais la durée de vie de ces médicaments s'est révélée courte ; faute de découverte majeure, entre 1991 et 2009, le retour sur investissement moyen a diminué[7]. En parallèle, les brevets qui protégeaient les *blockbusters* des années 1990 sont progressivement arrivés à terme, ce qui a mis fin à des rentes de monopoles. Les analystes utilisent l'expression imagée de « falaise des brevets ». L'industrie serait au bord de la falaise ! Dans un tel contexte, plus les perspectives de profit s'amenuisent et moins les investisseurs prennent le risque d'investir. Face à cette situation, l'industrie expérimente de nouveaux modèles d'organisation, comme les plateformes d'innovation ouverte, consolide ses droits de propriété intellectuelle, s'engage dans des champs de recherche comme la médecine personnalisée, restructure ses équipes de recherche et taille dans les coûts pour tirer profit d'alliances avec des *start-up* qui endossent le risque à leur place[8]. Enfin, l'industrie se tourne de plus en plus vers les pays du Sud pour y trouver des partenaires commerciaux, y développer de nouveaux marchés et assurer la protection – et la fructification – de ses intérêts. Elle a externalisé une partie des essais cliniques ou de sa production dans des pays du Sud.

Les mutations de l'industrie au Nord sont donc en prise directe avec la croissance de la pharmacie industrielle dans les pays du Sud ; mais ceux-ci ont également mis au point leurs propres stratégies pour développer des industries nationales.

Même si des usines de production existaient déjà en Inde au début du XXe siècle, le développement de l'industrie a démarré pour de bon après l'indépendance. Il a été étroitement lié au soutien et à l'encadrement de l'État, en particulier à partir des années 1970. L'histoire de la production indienne de médicaments illustre l'évolution de l'industrie pharmaceutique dans les pays émergents. Dans la résolution de politique industrielle adoptée en 1948, le secteur des médicaments était désigné comme prioritaire ; l'Inde était censée s'appuyer sur l'apport des compagnies étrangères en matière d'investissement et de transfert de compétences. Mais quand il apparut clairement que l'arrivée en Inde de firmes étrangères ne s'accompagnait pas d'investissements et de transferts favorables à la construction d'une industrie locale, le gouvernement prit les devants et définit la pharmacie comme un domaine dans lequel les entreprises du secteur public avaient un rôle prépondérant à jouer (résolution de politique industrielle de 1956). Afin de renforcer cette dynamique, le gouvernement promut en 1970 l'*Indian Patent Act* qui ne reconnaissait pas les brevets sur les produits pharmaceutiques et n'accordait que des brevets sur les procédés pour une période courte. Cela permit aux firmes locales de développer des copies de médicaments, en pratiquant la rétro-ingénierie. Puisqu'il n'y avait pas de brevet sur le produit fini, mais seulement sur la manière de le fabriquer, il suffisait d'inventer de nouvelles manières de produire un médicament pour pouvoir le commercialiser. Deux dispositions complétaient ces politiques d'aide à l'industrie locale : l'assouplissement de la politique de licence et le contrôle strict des firmes étrangères, tenues de développer des liens avec l'économie locale[9]. Enfin, dès 1962, le prix des médicaments fut régulé par le *Drug Price Control Order*, et de façon croissante dans les années 1970, en particulier à la suite des recommandations du *Hathi Committee Report* en 1978[10].

Dans ce contexte réglementaire, le gouvernement créa cinq entreprises publiques, dont deux en particulier – Hindustan Antibiotics Limited (1954) et Indian Drugs and Pharmaceuticals (1961) – permirent d'affirmer les compétences nationales. Le gouvernement bénéficia de l'aide de pays comme la Russie, ou d'organisations internationales comme l'OMS et l'Unicef ; en jouant sur la concurrence, un accord fut également signé avec le laboratoire Merck[11]. Les laboratoires publics de recherche collaborèrent avec les firmes en matière de recherche et développement. À l'issue de cette période de construction, le pays était devenu l'un de ceux où les prix des médicaments étaient les plus bas au monde. L'Inde n'était alors pas considérée comme un acteur de l'innovation, mais comme un pilier de la production de médicaments à bas coûts.

Dans les années 1990, la libéralisation progressive du marché indien a dénoué les liens entre l'État et les firmes pharmaceutiques en relâchant notamment les restrictions sur les firmes étrangères et en diminuant le contrôle des prix[12]. Les modifications apportées au droit de propriété intellectuelle, qui ont pris effet en 2005 avec l'entrée de l'Inde dans l'OMC, ont aussi entraîné de nouvelles stratégies de la part des firmes indiennes. Les plus robustes d'entre elles ont adopté les normes internationales pour renforcer leur position dans les pays les plus riches. D'autres, la grande majorité, se sont cantonnées au marché intérieur ou à des marchés moins développés[13].

L'industrie indienne est aujourd'hui prise entre des mouvements contradictoires. Établie comme l'une des moins chères du monde, elle est souvent présentée par des acteurs de la société civile comme la « pharmacie du tiers-monde ». Son succès au début des années 2000, à l'initiative du laboratoire Cipla, dans la commercialisation de médicaments antirétroviraux cent fois moins chers que les médicaments *princeps* et ses positions encore ponctuellement en opposition avec l'industrie du Nord renforcent cette image. Dans le même temps, l'industrie est très dépendante de ses exportations vers les pays les plus riches, ce qui confère à ces derniers un pouvoir de négociation important. L'évolution de l'industrie indienne a donc résulté de politiques nationales et internationales d'accès à la santé, mais également de l'intérêt accru des firmes dominant le marché mondial pour les pays du Sud, à la fois comme sites possibles de consommation, d'expérimentation et de sous-traitance. Les relations qui s'ensuivent oscillent entre pratiques de collaboration et tentatives de prise de contrôle.

Mais l'industrie ne s'est pas mondialisée seulement en gagnant les pays émergents. Si l'on a fait du cas de l'Inde un exemple et s'il est fréquent d'évoquer la Chine, le Brésil, l'Afrique du Sud, l'Égypte ou la Turquie comme des acteurs d'importance croissante, il est plus rare de mentionner que, dans des pays plus pauvres, notamment en Afrique subsaharienne, une industrie locale est en voie de constitution. Pourtant, alors qu'il y a encore une décennie la possibilité d'une industrie pharmaceutique africaine était considérée comme une chimère, elle prend désormais chaque jour un peu plus corps, ainsi qu'en témoigne le Kenya.

Selon l'économiste Maureen Mackintosh, de premières unités de fabrication, filiales de firmes européennes, existaient déjà avant la Seconde Guerre mondiale : c'est le cas de Glaxo dès 1930[14]. Néanmoins, les premiers pas vers l'institutionnalisation de la pharmacie datent des années 1950 et 1960, notamment avec la première loi pharmaceutique kenyane de 1957. La firme la plus importante de cette époque, Dawa, a été lancée en 1974 comme coentreprise entre une institution gouvernementale (l'Industrial and Commercial Development Corporation), une firme yougoslave (KRKO Pharma) et des entrepreneurs kenyans. Au milieu des années 1980, l'entreprise avait 200 salariés et produisait 70 médicaments, dont des antipaludiques. Elle était soutenue par le gouvernement, mais le transfert technologique était assuré par KRKO Pharma ainsi que par Beecham, un laboratoire britannique, Abbott, un laboratoire nord-américain et le laboratoire autrichien Biochemie. Son développement fut encouragé dans les années 1980 par la participation du Kenya au programme mené à l'initiative de l'OMS – les kits sanitaires –, dans lequel de grandes quantités de médicaments devaient être produites localement[15]. Grâce à cette dynamique, l'industrie s'est multipliée. Le ministère de l'Industrie a encouragé cette tendance en faisant de l'autosuffisance un objectif d'industrialisation[16].

« Achetez des médicaments aux compagnies locales », enjoignit le président Daniel Arap Moi dans un discours en septembre 1981[17].

Les programmes d'ajustement structurel puis sectoriels auxquels le pays a participé semblent avoir eu des effets moins visibles sur l'industrie pharmaceutique kenyane que ce qu'a montré l'anthropologue Kristin Peterson dans le cas du Nigeria, où les industries ont été balayées par la libéralisation[18]. La protection dont disposait une entreprise telle que Dawa pourrait avoir bénéficié par ricochet aux firmes qui se sont créées au même moment. De plus, le gouvernement n'a accédé aux exigences de la Banque mondiale en matière de libéralisation des marchés que très progressivement[19]. À partir du début des années 1990, l'industrie a connu un nouveau coup de fouet sous l'effet de pressions pour « acheter local » dans les institutions publiques de santé. Le Kenya a renforcé ses exportations en Afrique de l'Est à partir du début des années 2000[20]. Aujourd'hui, 35 firmes sont enregistrées au Kenya et deux d'entre elles produisent des antirétroviraux. Le Kenya est ainsi devenu un acteur régional de la production et de l'exportation de médicaments.

Ce développement est cependant fragilisé par la concurrence étrangère. Le marché privé n'est composé que pour un tiers de médicaments produits localement, un tiers venant d'Asie du Sud et presque un tiers venant d'Europe ou des États-Unis[21] – la pression exercée sur les fabricants locaux est donc considérable. Cette tendance est renforcée par les modes d'approvisionnement de l'aide internationale qui exige généralement le respect de normes auxquelles ne répondent pas les firmes locales. En 2014, la Clinton Health Access Initiative achetait par exemple des solutions de réhydratation et du zinc à des fabricants locaux, mais pour les autres produits déclarait exiger des « normes différentes » de celles des firmes kenyanes[22]. L'industrie kenyane, par son rôle moteur au niveau régional, illustre ainsi les dynamiques du secteur en Afrique subsaharienne ainsi que le poids des reconfigurations des marchés pharmaceutiques globaux sur ce développement.

La mondialisation par les Suds

Lorsque j'entre pour la première fois dans le bureau de Monsieur Anand en mai 2011, je suis frappé par l'ambiance. D'abord par la musique : doucement diffusée par les enceintes de l'ordinateur ; cela ressemble à du sitar. Indéniablement, de la musique classique indienne. Aux murs sont encadrées des photos de grands monuments indiens : le Taj Mahal, un temple que je n'arrive pas à identifier et, sur la table, une figurine du dieu Ganesh, reconnaissable à sa tête d'éléphant. Évidemment, un tel décor n'aurait rien de surprenant à Delhi, mais je me trouve dans les locaux d'une firme kenyane de production pharmaceutique, en plein cœur de la zone industrielle de Nairobi ! Cet homme d'une cinquantaine d'années, qui est installé au Kenya où il travaille dans la pharmacie depuis les années 1980, a acquis la nationalité kenyane et me raconte combien il apprécie Nairobi. Je lui explique mon projet d'enquête et raconte que j'arrive tout juste d'un séjour de quelques mois en Inde. Sa réaction est à la fois amusée et un peu stupéfaite : « Comment avez-vous fait pour rester si longtemps là-bas ? C'est si sale, si pollué et si bruyant ! J'y retourne régulièrement avec ma femme, mais nous ne restons jamais plus de quelques jours, elle ne supporte pas d'y rester davantage. »

Et moi qui pensais profiter de mon expérience indienne pour créer de la complicité ! Quatre ans plus tard, je rappelle cette discussion à monsieur Anand lors d'une nouvelle rencontre et il précise son point de vue : c'est pour des raisons médicales que sa femme, asthmatique, ne supporte pas de longs séjours dans les villes indiennes. Néanmoins, il ne revient pas sur sa critique du pays qui l'a vu naître et il est alors plus préoccupé par l'importance de « faire quelque chose » pour le Kenya qui « lui a tant donné ». Aussi surprenant qu'il soit, ce genre d'échange n'est pas complètement inattendu dans les milieux pharmaceutiques kenyans. Nombreux sont les Kenyans d'origine indienne et les Indiens impliqués dans la pharmacie au Kenya, depuis les pharmaciens de détail jusqu'aux fabricants industriels en passant par les grossistes-distributeurs. Leurs histoires de vie jettent des ponts entre l'Asie du Sud et l'Afrique de l'Est, et les allers-retours fréquents depuis la fin du XIXe siècle tissent les mailles d'une expérience transnationale. Ces histoires soulignent un trait essentiel de la mondialisation pharmaceutique : elle ne dépend pas uniquement de facteurs économiques, ou de politiques pharmaceutiques nationales. Elle est aussi le fruit de facteurs historiques, sociaux et culturels qui contribuent à la fabrication du « capitalisme postcolonial[23] ».

Les contacts entre l'Asie du Sud et l'Afrique de l'Est remontent à l'Antiquité et à l'inclusion de l'océan Indien dans un espace d'échanges liant l'Europe à l'Afrique et à l'Asie[24]. À partir de la période médiévale, et avec plus d'intensité du XVIe siècle à la fin du XIXe siècle, les échanges marchands se renforcèrent avec la présence régulière de marchands gujaratis sur la côte swahilie[25]. À partir de la fin du XIXe siècle, l'Empire britannique organisa la venue de travailleurs depuis l'Inde pour participer à la construction du chemin de fer entre Mombasa et Kisumu sur les berges du lac Victoria, à la frontière avec l'Ouganda. Sur plus de 30 000 travailleurs venus d'Asie du Sud, environ 10 000 restèrent une fois le chantier terminé. La plupart s'installèrent dans les villes : Nairobi, Mombasa ainsi que Kisumu. Nombre d'entre eux ouvrirent de petits commerces ou vendirent leurs services comme artisans. Leur nombre s'accrut jusqu'au moment de l'indépendance du Kenya en 1963, où le projet nationaliste s'accompagna de discriminations et d'une hostilité croissantes à leur égard. Les Indiens résidant au Kenya reçurent la possibilité d'acquérir la nationalité kenyane. Mais comme la Constitution interdit la double nationalité, moins de la moitié des Indiens acquirent la nationalité et presque 100 000 quittèrent le pays pour émigrer notamment en Grande-Bretagne. De 177 000 à la veille de l'indépendance en 1962, la population d'origine indienne au Kenya passa à 79 000 en 1979. Au tournant du XXIe siècle, la population indienne, la communauté d'origine non africaine la plus importante dans le pays, était d'environ 100 000 personnes, dont la moitié environ possédaient la nationalité kenyane[26]. En juillet 2017, elle a été reconnue comme la 44e tribu du Kenya.

La présence indienne au Kenya et les relations entre la diaspora indienne et la population autochtone sont marquées par l'histoire coloniale avec ses hiérarchies raciales, ses relations économiques et commerciales inégalitaires, et une alternance de tentatives d'intégration et d'exclusion. À l'époque coloniale, les épiciers indiens (*dukkawallahs*) étaient dans certaines régions parfois les seuls à entretenir des relations économiques avec la population locale qui se plaignait souvent d'être escroquée[27]. Les rapports de cohabitation et de confrontation entre populations indienne et kenyane autochtone étaient donc plus fréquents qu'entre cette dernière et les colons britanniques. Par ailleurs, l'administration coloniale cherchait à contrôler le commerce des Indiens pour y prélever des impôts, avec l'argument de prévenir les pratiques commerciales illégales[28]. Déjà, au cours de la période coloniale, les Indiens résidant au Kenya étaient donc catégorisés comme une communauté d'intermédiaires[29] – entre des marchés et entre des groupes sociaux racisés – et stigmatisés comme tels : profiteurs et exploiteurs pour les uns, malhonnêtes et peu respectueux des « bonnes pratiques » commerciales pour les autres. Un tel type de relation n'a pas empêché les formes de solidarité, notamment politiques, entre Indiens et Kenyans, notamment lors des luttes pour l'indépendance[30]. Néanmoins l'histoire de la présence indienne en Afrique de l'Est est marquée par des périodes de tensions – notamment après l'indépendance – et par la production de catégories raciales et de stéréotypes ethniques en lien avec la condition économique des Indiens[31].

Le statut socio-économique des Indiens du Kenya est essentiel car ils jouent un rôle important dans la vie économique. De nombreux commerces et entreprises sont dirigés par des personnes originaires d'Asie du Sud, et de nombreuses professions libérales sont exercées par des Kenyans d'origine indienne. Les Indiens au Kenya sont très présents dans le domaine de la santé. Cette situation est liée à l'histoire coloniale : dans les années 1910 et 1920, l'Empire britannique encourageait activement la venue de médecins en Afrique de l'Est tout en les cantonnant à des positions subalternes par rapport aux praticiens européens. Même si, dès la fin des années 1920, la présence indienne dans les services coloniaux britanniques a baissé dans le cadre d'une politique d'« africanisation », un grand nombre de médecins indiens ont fait toute leur carrière au Kenya. Il semble que, dès les années 1920, des médecins indiens aient intégré la médecine privée, posant les bases de la communauté médicale contemporaine[32]. Aujourd'hui, l'africaniste Michel Adam estime qu'un tiers des médecins en exercice au Kenya sont originaires d'Asie du Sud[33]. Il en va de même pour la pharmacie, des officines aux entreprises de fabrication et d'importation ; une proportion importante d'entre elles sont dirigées par des cadres originaires d'Asie du Sud et sont majoritairement financées par des capitaux indo-kenyans. Selon Michel Adam, 60 % des investissements dans l'industrie pharmaceutique kenyane sont réalisés avec des capitaux détenus par la diaspora indienne[34].

Enfin, la population d'origine sud-asiatique du Kenya est originaire principalement du Gujarat, suivi du Punjab, de Goa et Bombay. Or le Gujarat est actuellement l'un des États d'Inde qui exportent le plus de formulations et de principes actifs à l'étranger – environ un tiers des produits pharmaceutiques exportés par l'Inde proviennent du Gujarat. L'histoire de la présence indienne au Kenya laisse ainsi une empreinte sur le marché pharmaceutique kenyan. Circulations de molécules, de savoirs, de personnes sont intrinsèquement liées. En visite dans une entreprise gujaratie en Inde, je rencontre Rajani. Son fils est là et m'explique qu'il se rend fréquemment au Kenya pour le marketing[35]. À côté de lui, le neveu de Rajani me raconte qu'il a travaillé plusieurs années au Kenya dans une des plus grandes entreprises du pays. Il a beaucoup apprécié le temps qu'il y a passé en tant qu'expatrié, même si, maintenant qu'il a une famille, il n'envisage pas d'y retourner. Rajani insiste sur les liens professionnels qui lient son entreprise au Kenya. Le directeur – d'origine indienne – d'une firme kenyane siège au conseil d'administration de sa propre compagnie. De l'autre côté de l'océan Indien, cette remarque se charge de sens : il n'est pas rare, à l'entrée d'une firme de production kenyane, de tomber nez à nez avec une statue de dieu hindou, ou avec le portrait encadré d'un gourou. De nombreux laboratoires pharmaceutiques kenyans se sont construits autour de réseaux familiaux et amicaux issus de la diaspora sud-asiatique. Ils sont souvent dirigés par leur fondateur, parfois par un de ses fils ou de ses neveux. Une majorité des cadres de l'entreprise sont issus de la diaspora indienne : parfois de nationalité indienne, parfois de nationalité kenyane, nés en Inde ou au Kenya et parfois expatriés. Cette situation est nourrie de multiples circulations entre l'Inde et le Kenya, car de nombreux cadres des firmes kenyanes ont étudié ou travaillé à l'étranger avant de s'installer au Kenya.

La diaspora indienne occupe un rôle de premier plan dans l'industrie pharmaceutique kenyane. Ce type de commerce exige des fonds d'investissement de départ plus souvent à la disposition de la diaspora sud-asiatique que de la population autochtone dans les années 1970-1980. Il faut néanmoins rappeler qu'il existe aussi des firmes de production créées par des Kenyans autochtones et que la diaspora indienne est moins présente dans la distribution. Les Indiens et les Kenyans d'origine indienne jouent néanmoins un rôle important dans la pharmacie au Kenya : dans les firmes de fabrication, parce que les équipes de direction sont le plus souvent indiennes ; dans les activités d'importation, parce qu'un bon tiers des médicaments viennent d'Inde[36]. Les Indiens sont des « intermédiaires » à deux niveaux. En tant qu'entrepreneurs, ils mettent en relation les consommateurs kenyans avec les fabricants étrangers, notamment en important des produits indiens ; en tant que communauté, ils ont une réputation d'« entremetteurs ». Le facteur diasporique – historique, social et culturel – doit donc être pris en compte pour comprendre la construction d'une industrie comme celle du Kenya. Il met en valeur le fait que la construction de l'industrie pharmaceutique ne dépend pas uniquement des initiatives économiques ou des politiques industrielles, et nous invite à adopter une conception plus riche des rouages de la globalisation économique. Une vision abstraite des marchés ne saurait en rendre compte. Mais, surtout, il inscrit les enjeux pharmaceutiques dans une histoire de représentations de l'altérité. Il aide à comprendre comment l'histoire coloniale, en produisant ou renforçant des représentations racialisées (les Indiens entremetteurs à l'honnêteté discutable), a conduit à l'élaboration d'un répertoire de stéréotypes. C'est dans ce répertoire que les acteurs du marché n'hésitent pas à puiser pour expliquer les raisons de l'illicite.

Produire au Sud

En empruntant la route qui mène à la zone industrielle de Nairobi où se trouvent plusieurs unités de production pharmaceutique, on traverse un quartier très commerçant et très animé. On croise des hommes tirant des carrioles chargées de bananes, d'ananas, de meubles de bois ou de palettes. Des femmes encombrées de sacs de jute gonflés de marchandises se fraient tant bien que mal un passage au milieu de la foule. Des cordonniers étalent à même le sol leur collection de semelles ou la suspendent le long du mur au moyen de ficelles. Une fois passé ce quartier animé – sans pour autant échapper aux embouteillages –, on longe des murs décorés de peintures publicitaires pour des marques de lait, de peinture et de médicaments. Impossible de manquer la brasserie de bière Tusker, aussi imposante qu'une centrale électrique. Les fabriques se succèdent : peinture, colle, chimie « simple ». Devant les bâtiments, quelques commerces ambulants destinés aux camionneurs, aux ouvriers, aux conducteurs de voitures : du maïs grillé, un marchand de barres chocolatées, une cuisine bricolée surmontée d'un parapluie et servant des *chapatis* – galettes d'origine indienne dont les Kenyans sont friands – ou de l'*ugali* – l'incontournable bouillie de farine de maïs. Un coq, comme égaré, inspecte les graviers. Non loin de là, au milieu des nombreux entrepôts et ateliers, on trouve les usines de production « locale » de médicaments.

Si l'activité de production est bien mondialisée, cela n'implique pas pour autant que toutes les firmes soient devenues aussi prospères que les multinationales auxquelles on pense souvent lorsqu'on prononce les mots « industrie pharmaceutique ». Au contraire, les coûts d'investissement, les frais de fonctionnement et la concurrence internationale effrénée rendent difficile le maintien de l'activité d'une industrie encore fragile dans de nombreux pays[37]. Que faut-il entendre alors quand on parle de production pharmaceutique des Suds ? Quelles sont les difficultés auxquelles cette industrie naissante fait face ? L'industrie kenyane en offre un exemple particulièrement éclairant. Pour les entrepreneurs, le premier enjeu est celui du financement ; l'environnement financier est donc en cause : « Ici [au Kenya] l'industrie pharmaceutique représente environ 4 000 à 5 000 personnes. C'est l'un des employeurs principaux de diplômés du supérieur [*graduates*]. Chez nous [une entreprise d'environ 400 personnes], il y en a à peu près 70. Malgré ça, nous [l'industrie pharmaceutique] n'existons pas pour le gouvernement. Aucune aide. Le retour sur investissement prend du temps parce que les taux des prêts bancaires sont très élevés. Donc ça prend au moins sept ou huit ans avant de rentabiliser un investissement dans cette industrie. Mais financièrement rien n'est fait[38]. »

Dans ce contexte, le gouvernement joue un rôle important, et ses décisions influencent l'activité en modifiant l'environnement financier et les stratégies de rentabilité des firmes. En 2013-2014, un débat autour de la taxe sur la valeur ajoutée des matières premières animait le monde pharmaceutique kenyan. En 2013, un taux de TVA de 16 % sur les matières premières a été réintroduit alors qu'elle était suspendue sur les produits finis, ce qui entraîna un mouvement de protestation de la part des entrepreneurs. Du coup, la TVA fut de nouveau supprimée en mai 2014. D'autres désaccords entre les entrepreneurs et le gouvernement subsistent, par exemple sur la taxation des technologies importées ou la liste des produits considérés comme matières premières[39]. Ces conflits montrent que les capacités financières et la rentabilité des entreprises dépendent en premier lieu du soutien de l'État.

L'acquisition du matériel et les ressources humaines constituent deux autres aspects décisifs de la pharmacie industrielle au Kenya. Le matériel importé de fabricants étrangers, indiens, chinois, belges, allemands ou finlandais, est un investissement important. Les ressources humaines nécessitent un transfert de compétence. Il s'agit moins de recruter des chercheurs et des doctorants que de former le personnel aux enjeux de la pharmacie industrielle. Au Kenya les formations dans le domaine sont encore balbutiantes : « Nous avons eu des formations [ponctuelles] avec UNIDO [Organisation des Nations unies pour le développement industriel]. Sinon il y a un centre de formation à Moshi en Tanzanie qui a organisé des choses avec GIZ [Agence allemande de développement]. Mount Kenya University forme à la pharmacie industrielle et Nairobi University a une école de pharmacie mais pas vraiment de pharmacie industrielle. Ce sont des choses qui se mettent en place au fur et à mesure, pour le moment on a surtout appris des gens qui venaient depuis d'autres firmes et qui font profiter de leur expérience[40]. »

À cela s'ajoutent d'autres enjeux, comme le coût de l'enregistrement des médicaments et des procédures d'autorisation de mise sur le marché, l'absence de protectionnisme, la productivité et la rentabilité des lignes de production[41].

Il faut aussi assurer le fonctionnement quotidien dans un environnement contraint. Il ne s'agit pas seulement de la capacité de l'entreprise à fournir un grand nombre de médicaments et à rentabiliser ses lignes de production, même si c'est toujours une préoccupation centrale des entrepreneurs. L'activité quotidienne dépend de la manière concrète dont les opérations de la firme peuvent être menées, et de la façon dont celles-ci s'inscrivent dans les infrastructures disponibles : « Vous savez, mes problèmes ce sont des problèmes simples. Par exemple, il faut que l'unité soit sous tension en permanence. Ici, ce n'est pas facile d'assurer l'électricité 24 heures sur 24. Il faut vraiment être sûr que ça vienne tout le temps ou sinon ça pourrait être catastrophique. [...] Nous avons aussi de gros problèmes de vol. Des gens s'introduisent sur la propriété et repartent avec du matériel. Il faut des gardes, des barrières de sécurité, etc. Mon problème d'entrepreneur, c'est d'abord ça[42]. »

Les capacités de recherche et développement (R&D) constituent le dernier élément essentiel de l'activité de l'entreprise. Au Kenya, les activités de recherche et développement sont réservées aux plus grosses entreprises, dotées de départements spécifiques de cinq à dix personnes qui travaillent principalement sur la formulation. Il s'agit de faire de la rétro-ingénierie à partir de médicaments de marque. Les chercheurs réalisent un travail d'information expérimental et pratique. Ils cherchent à adapter les formulations aux conditions de l'environnement local comme la température ou l'hygrométrie. Ils sont également impliqués dans le contrôle de la qualité et analysent la stabilité ou la pureté des produits fabriqués. Enfin, ils peuvent mener des recherches sur l'emballage pour trouver des manières plus économiques de conserver et transporter les médicaments. Ce travail présente des difficultés techniques : « On peut acheter la formule, ou on peut faire une recherche Internet. La formule n'est pas complète dans ce cas et l'équipe R&D doit jouer avec la formule pour que chaque produit soit compatible avec les autres, pour s'assurer qu'on obtient la bonne distribution [*release*]. Donc il y a beaucoup de travail difficile effectué et ça prend de zéro à deux ans au minimum pour pouvoir être candidat à l'enregistrement[43]. »

Les opérations de recherche et développement menées par les firmes du Sud se démarquent ainsi du type d'innovation privilégié par les puissantes industries du Nord. Elles n'en partagent ni les objectifs ni les ressources humaines. Elles visent à améliorer leurs produits et à diversifier leur offre.

Dans les pays d'Afrique subsaharienne comme le Kenya, l'activité de production pharmaceutique s'accompagne d'un retour sur investissement relativement faible, témoignant des difficultés à maintenir l'industrie à flot[44]. Bien entendu, ce modèle n'est pas uniforme. Certaines firmes de pays émergents comme l'Inde sont aujourd'hui capables de s'imposer sur de nombreux marchés face aux laboratoires dominants. D'autres, comme certaines entreprises kenyanes, exportent à l'étranger alors même qu'elles sont loin de s'imposer sur leur marché national. Il en résulte un marché mondial très hétérogène et segmenté, entre les firmes multinationales des pays les plus riches qui affichent des profits astronomiques et celles, naissantes, des pays pauvres, en passant par la myriade d'unités de fabrication dans un pays comme l'Inde, où l'on trouve aussi bien des entreprises puissantes et présentes sur tous les continents que des industries qui peinent à écouler leurs produits sur le marché local[45].

On pourrait imaginer que des entreprises se développant de manières si différentes cohabitent grâce à une répartition claire des territoires de vente. Mais il n'en est rien.

La distribution en ébullition

Il ne suffit pas de fabriquer des médicaments, il faut les vendre. Les innombrables usines de production créées partout dans le monde dépendent des opérations de distribution. La mondialisation de l'industrie s'est accompagnée d'un phénomène central : l'expansion de la distribution et des activités d'intermédiation sur les marchés. Or, si la production pharmaceutique est souvent une activité à faible valeur ajoutée, il n'en va pas tout à fait de même pour les multiples pratiques d'intermédiation, qui permettent même parfois de capter une forte plus-value. Pour être profitables, elles demandent une agilité particulière aux vendeurs, et elles présentent des conséquences importantes pour le fonctionnement du marché.

Au Kenya, le système de distribution est à première vue concentré : créé en 2000, KEMSA (Kenya Medical Supplies Authority), le système national de distribution des médicaments, est un acteur dominant ; il approvisionne 90 % des structures publiques. Des organisations de la société civile sans but lucratif assurent aussi une partie de la distribution, en particulier l'organisation non gouvernementale MEDS (Mission for Essential Drugs and Supplies) qui fournit 40 % des médicaments disponibles dans le secteur associatif. Enfin, le marché privé est dominé par quelques grossistes-importateurs tels que Phillips, Surgipharm, Harley's, Laborex. Une étude plus détaillée montre néanmoins que la distribution de médicaments ne se résume pas à ces acteurs dominants. 80 % des dépenses pharmaceutiques ont lieu sur le marché privé, et KEMSA ne couvre par conséquent qu'une petite partie du marché total. En outre, l'organisation connaît une concurrence croissante depuis l'adoption d'une nouvelle Constitution en 2010 et la décentralisation des services de santé qui donne la possibilité aux comtés de s'approvisionner auprès d'autres distributeurs. On est passé d'un système (dit *push*), dans lequel KEMSA envoyait aux centres de santé des kits de médicaments, à un système (dit *pull*) dans lequel les centres de santé effectuent des commandes mensuelles selon leurs besoins. Par ailleurs, pour le paludisme, le VIH, la tuberculose, les médicaments sont largement financés par des donateurs et des bailleurs internationaux. Quand ces derniers recourent au KEMSA pour distribuer les traitements qu'ils financent, ils lui imposent leurs propres règles d'approvisionnement (les fabricants doivent, par exemple, être homologués par l'OMS) ; ils augmentent la fragmentation des circuits en recourant occasionnellement aux distributeurs privés ; ils disposent parfois même de leur propre chaîne, comme ce fut le cas avec le projet Kenya Pharma, mis en œuvre par l'opérateur Chemonics auquel l'USAID (Agence des États-Unis pour le développement international) a fait appel pour distribuer des antirétroviraux et d'autres médicaments de 2009 à 2015.

Enfin, si le secteur privé est dominé par une dizaine d'acteurs, le nombre de petits distributeurs est important. En 2010, on comptait 212 grossistes, sans tenir compte des acteurs disposant de permis d'importation auprès des autorités de régulation (estimés par mes interlocuteurs à une centaine) et des importateurs ponctuels, grossistes ou pharmacies de détail ne disposant pas toujours de permis d'importation. Le réseau de distribution kenyan est donc éclaté et comprend de multiples intermédiaires. Cette situation conduit à une double mise en concurrence : entre les entreprises qui souhaitent exporter vers le Kenya et entre les importateurs eux-mêmes pour être leurs clients. Les entreprises indiennes qui exportent au Kenya travaillent aussi bien avec de gros distributeurs qu'avec des vendeurs au détail qui se lancent dans l'activité d'import, avec une licence ou sans. Cette fragmentation et la multiplicité des réseaux de distribution produisent des effets différents selon le type de segment de marché, mais de manière générale elles fragilisent l'industrie locale. Elles se traduisent surtout par un avantage des distributeurs sur les fabricants locaux :

« Les distributeurs prennent le pas sur les fabricants, partout. Les distributeurs sont les tigres. Ils déterminent le prix, prévoient le marché et ensuite ils contrôlent le marché [...]. Ce sont eux qui peuvent vous rendre la vie très difficile[46]. »

La situation de l'Inde apparaît en miroir de celle du Kenya. La croissance annuelle du volume des exportations indiennes a dépassé les 20 % quasiment chaque année au cours de cette dernière décennie ; le pays est aujourd'hui le dixième exportateur mondial de produits ; il contrôle 20 % du volume global du marché mondial des génériques[47]. Ce commerce est particulièrement important à destination des pays fortement industrialisés : 38 % des exportations pharmaceutiques indiennes sont destinées aux États-Unis et 12 % à l'Union européenne[48]. Cependant, une faible proportion d'entreprises sont en mesure d'exporter vers les pays les plus riches, tandis qu'environ 40 % exportent vers les autres nations du Sud[49]. Les relations commerciales avec les pays d'Afrique notamment sont croissantes. En 2015, environ 20 % des exportations pharmaceutiques indiennes étaient destinées à des pays d'Afrique, dont une majorité vers l'Afrique du Sud, le Nigeria et le Kenya[50]. Dans ce contexte, la « raison humanitaire », dont semblent procéder l'Inde et son industrie pharmaceutique dans les pays en développement, est aussi le résultat d'une expansion sur les marchés internationaux[51].

En Inde, les pratiques de distribution sont déterminées par la nécessité croissante de trouver des débouchés à l'international afin d'écouler la production. Comme au Kenya, bien que pour des raisons différentes, cela entraîne un renforcement du statut des intermédiaires. Les fabricants indiens doivent trouver des importateurs, distributeurs, publicitaires qui leur ouvrent les portes des marchés privés et des appels d'offres lancés par les agences d'approvisionnement et les donateurs. Sur le marché privé kenyan, cela se traduit par la coexistence de différents modèles de distribution. Le plus fréquemment, les importateurs kenyans se rendent en Inde pour nouer des contacts et créer des partenariats commerciaux ; il arrive également aux fabricants indiens de démarcher les importateurs en allant proposer leurs produits au Kenya.

L'importance des intermédiaires fait qu'ils captent une part essentielle de la plus-value issue du commerce des médicaments génériques. En Inde, les marges des grossistes et des détaillants sur les médicaments génériques de « marque » (*branded generics*) sont élevées et peuvent atteindre chez certains détaillants entre 201 % et 1 016 %, contre 25 à 30 % pour les médicaments de marque *princeps*. Les médicaments *princeps* restent plus chers que les versions génériques, mais le faible contrôle des prix appliqué en Inde permet aux intermédiaires de réaliser des marges beaucoup plus importantes sur les génériques de « marque » que sur les médicaments *princeps*. Pour ces derniers, la plus-value est principalement captée par la marque[52]. Au Kenya, cela se répercute à la fois sur le nombre de produits enregistrés et sur la structuration des prix. En 2009, 12 008 médicaments étaient enregistrés[53] ; en 2007, on recensait 187 antipaludiques de 113 fabricants venant de 20 pays différents[54]. Le Kenya fait partie des pays dans lesquels les marges de la distribution et de la vente de détail sont les plus importantes, représentant 70 % du prix final, ce qui s'explique principalement par les différents frais liés au transport et à la distribution[55]. Ces chiffres montrent l'importance économique des activités intermédiaires de distribution sur les marchés pharmaceutiques du Sud.

Cet aperçu des opérations de distribution amène une remarque qui résume l'essentiel des enjeux du marché contemporain : sur les marchés pharmaceutiques mondialisés, l'enjeu le plus important est aujourd'hui l'accès aux canaux de circulation. Au cours des dernières décennies, la géographie pharmaceutique a profondément changé : l'industrie s'est mondialisée en multipliant les unités de production un peu partout dans le monde. L'activité de production dans les Suds, si indispensable soit-elle, n'a souvent rien d'une industrie de pointe brassant des milliards, mais s'apparente plutôt à une activité de production traditionnelle. En conséquence, la mondialisation pharmaceutique se traduit par la coexistence de segments hétérogènes de marché, entre les multinationales des pays les plus riches, l'industrie générique puissante et internationalisée indienne, ou celle, au rayonnement national, voire régional, de pays comme le Kenya. Le marché est donc pluriel : il y a différents marchés pharmaceutiques régis par des règles relativement distinctes et où opèrent des acteurs hétérogènes. L'activité de distribution ajoute une autre touche à ce tableau. La multiplication des réseaux de distribution, leur internationalisation et leur articulation impliquent que les activités et les segments de marché occupés par les différentes entreprises de production se retrouvent connectés et en concurrence *de facto*. C'est particulièrement vrai des marchés des pays les plus pauvres – dans lesquels l'industrie locale se retrouve en compétition avec les médicaments des multinationales européennes, américaines et indiennes, et d'autres entreprises de pays voisins au rayonnement régional. Il s'ensuit que le marché contemporain ou, plutôt, *les* marchés contemporains sont interconnectés, et que la concurrence entre les différents acteurs est vive. Dans ce contexte, le plus important pour les entreprises n'est pas de produire des médicaments – une activité de plus en plus commune – mais de disposer d'un accès aux canaux de distribution pour écouler leur marchandise. La mondialisation pharmaceutique s'accompagne ainsi d'une compétition effrénée pour accéder aux canaux. La question se pose alors de savoir pourquoi cette forme de compétition se traduit par l'exacerbation du problème des médicaments illicites.

3
VENDRE À TOUT PRIX

Bataille pour les canaux de distribution

En juin 2009, une cargaison de 30 tonnes de médicaments (deux containers) fut inspectée par les autorités kenyanes, au port de Kilindini à Mombasa. Elle était destinée à l'Agence nationale de distribution de médicaments, à la suite d'un appel d'offres remporté l'année précédente par l'entreprise kenyane de production Dawa Limited. Le contrôle révéla plusieurs irrégularités[1]. D'abord, le permis d'importation avait expiré, et des modifications y avaient été apportées *a posteriori* qui en faisaient un faux. Plus grave encore, l'importateur déclaré était Dawa, l'exportateur était Shanghai Schangen Trading Corporation (origine déclarée Shanghai en Chine), mais l'emballage des médicaments, portant la marque Dawa, indiquait qu'ils avaient été fabriqués au Kenya. Surtout, le fabricant n'était pas l'entreprise exportatrice mais une firme chinoise du nom de Yansu Zwe Kantai Pharmaceutical Company Limited non enregistrée au Kenya. Les autorités décrétèrent qu'il s'agissait d'un cas de contrefaçon puisque la source du médicament avait été délibérément cachée et qu'il était présenté de façon trompeuse comme fabriqué par Dawa au Kenya alors qu'il n'en était rien. Mais il ne s'agissait pas de n'importe quelle contrefaçon : en l'occurrence, la firme Dawa venait de contrefaire ses propres produits ! Elle prétendait avoir fabriqué des médicaments qu'elle importait.

Ce drôle de cas d'auto-contrefaçon éclaire le type de problèmes qui émergent de la structure du marché décrite au chapitre précédent. Dans les Suds, la mondialisation des firmes de fabrication s'est accompagnée, comme on l'a vu, d'une concurrence exacerbée à l'échelle internationale pour accéder aux canaux de distribution. Mais la forte concurrence par les prix entre fabricants et la facilité d'accès aux médicaments – et non aux circuits qui permettent de les écouler – confrontent aussi les acteurs du marché à des arbitrages. Pour une firme de fabrication comme Dawa, il peut s'avérer plus rentable d'importer des médicaments que de les produire sur place. Cet épisode illustre à quel point le nerf de la guerre est l'entrée dans les circuits de distribution. Le problème des médicaments illicites résulte des conflits et des irrégularités provoqués par cette situation. Il est le symptôme de la concurrence exacerbée à laquelle se livrent les multiples acteurs du secteur, chacun cherchant à capter les profits qui se dégagent dans le processus de distribution. La stratégie illégale employée ici par Dawa n'est d'ailleurs que le revers d'une stratégie légale, qui consiste à influer sur la législation, pour définir selon ses intérêts les médicaments autorisés à circuler et ceux qui ne le sont pas. En conséquence, l'illicite n'est pas seulement lié à la criminalité ou aux manquements des États : il est une manifestation directe du type de concurrence qui se livre sur des marchés internationalisés au développement distinct.

Il serait toutefois difficile de se contenter d'une telle affirmation sans chercher à savoir comment on arrive de la concurrence pour les canaux de distribution à la recrudescence de l'illicite. Pour expliquer le passage de l'un à l'autre, il est nécessaire de tenir compte de la façon dont les acteurs du marché tentent de le domestiquer et de s'y imposer. Comment s'y prennent-ils ?

Les bonnes pratiques, armes réglementaires

Au cours des dernières décennies, les réglementations encadrant l'activité de production pharmaceutique se sont multipliées, aussi bien à l'instigation des administrations nationales que sous l'influence d'institutions internationales comme l'OMS, l'International Conference on Harmonisation (ICH) et le Pharmaceutical Inspection Co-operation Scheme (PIC/S). Un élément central de ces initiatives est la réglementation des « bonnes pratiques de fabrication » (BPF), qui tire son origine d'une longue histoire réglementaire. Aux États-Unis, le *Biologics Control Act* a été adopté en 1902, à la suite d'un lobbying qui a duré une vingtaine d'années et du cas de 12 enfants morts suite à une contamination[2]. Les premières normes de BPF ont été édictées par l'administration américaine au début des années 1940 à la suite de contaminations croisées[3], et le premier texte de portée internationale a été produit par l'OMS en 1967 suite à la vingtième assemblée mondiale sur la santé[4]. Les BPF ont pour objectif de normaliser la production de médicaments efficaces et sûrs. Mais ces instructions sont à la fois des marqueurs de confiance et des barrières d'entrée sur le marché[5]. Dès les années 1970, les BPF étaient en effet employées par les laboratoires de médicaments *princeps* aux États-Unis pour augmenter les coûts des fabricants de génériques rivaux[6]. Depuis, les entreprises dominantes n'ont eu de cesse de promouvoir des BPF toujours plus rigoureuses, une politique qui, tout en relayant des préoccupations de santé publique, a l'avantage d'éliminer légalement une partie de la concurrence. Ces réglementations ne sont pas sans conséquences pour les firmes du Sud.

Au Kenya, le travail de régulation a évolué au cours des années 1980 et 1990, d'abord en matière d'enregistrement. En 1981, de nouvelles règles ont été adoptées après plusieurs alertes concernant la disponibilité dans le pays de médicaments pourtant interdits ou strictement encadrés dans d'autres[7]. En 1994, la Kenya National Drug Policy a subordonné l'enregistrement des firmes au respect des BPF[8], mais dans les faits, jusqu'à une période récente, les firmes locales n'étaient pas soumises à des directives de production : « Avant, l'obtention de la licence était fondée sur du *come and check* [venez vérifier] et les fabricants s'arrangeaient avec le PPB (Pharmacy and Poisons Board, autorité de régulation pharmaceutique nationale)[9]. » Progressivement cependant, l'impératif des BPF s'est imposé. Le gouvernement a contribué à cette évolution, notamment par sa nouvelle politique pharmaceutique adoptée en 2008 ; en 2012, il a également mis en place la *Kenya Pharmaceutical Sector Development Strategy*, dont l'un des éléments centraux est une feuille de route pour imposer le respect des BPF de l'OMS aux firmes locales[10]. La même année, plusieurs entreprises obtenaient une accréditation PIC/S mais une seule la préqualification OMS, attestant qu'elle respectait les bonnes pratiques de fabrication édictées par l'organisation – un label essentiel pour pouvoir prendre part aux appels d'offres des bailleurs internationaux. Le respect de ces bonnes pratiques est peu à peu devenu essentiel pour les entreprises en raison de la dimension internationale de la concurrence qui les force à suivre la marche de l'« harmonisation » des marchés.

Certains acteurs voient aujourd'hui dans le respect de ces pratiques une condition indispensable à la survie des entreprises locales face à la concurrence étrangère : ces règles se sont imposées aux centrales d'achat. En l'absence de préqualification par l'OMS, la part de la production achetée par le gouvernement à Cosmos, la première firme kenyane produisant des antirétroviraux, n'a cessé de décroître : de 30 % annoncés en 2003, on est passé à 20 % en 2005, et les chiffres ont continué à baisser au fil de la décennie 2000. D'un autre côté, le passage aux BPF exerce des pressions supplémentaires en termes de rentabilité et de productivité sur les firmes kenyanes qui se trouvent confrontées à des concurrents vendant à des prix peu élevés des produits préqualifiés. Dans ce contexte, la préférence de 15 % (un prix plus élevé de 15 %) normalement accordée aux fabricants locaux ne joue qu'un rôle marginal. La compagnie Universal, qui est parvenue à faire préqualifier par l'OMS sa ligne de production d'antirétroviraux, en est un bon exemple. Palu Dhanani, son directeur, fait part d'un mélange de satisfaction et de déception face à ce projet : « En un sens, c'est très bien que nous ayons eu la préqualification OMS. Cela nous a forcés à devenir beaucoup plus professionnels, à élever les standards de qualité et la rigueur des procédés. Mais à ce jour, nous n'avons vendu aucun antirétroviral [...]. La concurrence des Indiens est rude, et les bailleurs internationaux ont une préférence pour les bas prix qui nous empêche de vendre[11]. »

La forte dépendance des industries locales aux importations les rend peu compétitives et les condamne à de la vente au coup par coup auprès des institutions de santé dans le cas de médicaments comme les antirétroviraux. Ces exemples montrent les difficultés rencontrées par les firmes kenyanes pour s'accommoder de l'harmonisation des normes de production. Ils soulignent aussi le dilemme devant lequel se trouvent les fabricants : suivre l'instauration progressive des normes et en payer le prix, ou ne pas la suivre et se voir écarté de l'accès au marché.

En Inde, la principale autorité de régulation en charge de contrôler la qualité des médicaments sur le marché est la Central Drugs Standards Control Organization (CDSCO) et le texte qui régit les bonnes pratiques de fabrication pour les médicaments destinés au marché national est le « Schedule M », dont la première version a été publiée en 1988[12]. En 2001, une version révisée et plus proche des recommandations de l'OMS a été adoptée par le ministère de la Santé. Elle a été progressivement mise en application entre 2002 et 2005. Son introduction a soulevé des protestations de la part des petites et moyennes entreprises, et a été suivie de la fermeture d'un grand nombre d'unités de fabrication[13]. Le Schedule M diffère des BPF de l'OMS sur plusieurs points, notamment sur le traitement de l'eau ou sur le contrôle qualité, mais certains acteurs estiment qu'il n'en est pas moins exigeant[14]. Le principal problème soulevé par l'application du texte est l'adéquation des pratiques des petites et moyennes entreprises aux recommandations du Schedule M, comme l'explique un inspecteur de la qualité du médicament au Gujarat : « Le gros problème est celui des unités malades [*sick units*]. [...] Un nombre important de firmes ont des problèmes de croissance, pour étendre leur marché, à cause de la compétition avec les entreprises des autres États d'Inde. Suivre les standards n'est pas toujours facile et il faut aussi un bon travail de marketing, sinon les médicaments ne se vendent pas. Le marché ici est plein de petits fabricants et il reste coûteux d'exporter, donc parfois les fabricants se mettent dans des situations instables... Et normalement ils doivent respecter le Schedule M. Mais dans ces cas-là, c'est un peu difficile[15]. »

Le respect des bonnes pratiques de fabrication s'inscrit dans un rapport fluctuant entre les entreprises et l'État – représenté ici par les inspecteurs. L'État réglemente avant tout l'entrée sur le marché, ordonnant la fermeture de certaines firmes tout en en maintenant d'autres. Les bonnes pratiques constituent ainsi un mode de régulation aux conséquences lourdes. Elles peuvent mener à la fermeture de firmes ou à leur relégation dans l'illégalité, tout en reposant sur un système de contraintes assez lâche, car l'application dépend à la fois des contrôles et de l'interprétation qu'en fait l'autorité nationale. De ce point de vue, l'harmonisation des pratiques de production ne joue pas seulement un rôle de standardisation de la qualité, elle est aussi un instrument de lutte contre la concurrence.

Propriété intellectuelle : défense d'entrée

Si au Kenya la propriété intellectuelle n'est pas totalement absente des préoccupations des producteurs, elle reste néanmoins à l'arrière-plan. Le Kenya était considéré au moment de l'enquête comme un pays « moins avancé » (*least developed country*) par la Banque mondiale avant que son statut ne change en 2015. À ce titre, le pays pouvait faire usage sans restriction des flexibilités dans le droit de propriété intellectuelle international prévues par les ADPIC. Dans ce contexte, Glaxo-Smith-Kline et Boehringer Ingelheim ont accordé une licence volontaire à l'entreprise locale Cosmos Limited après que celle-ci eut fait la demande d'une licence obligatoire auprès du gouvernement kenyan pour les molécules lamivudine, zidovudine et nevirapine, puis à Universal Corporation pour la production d'antirétroviraux combinant les molécules zidovudine et lamivudine[16]. Prakash Patel, président de Cosmos Limited, lie explicitement la période post-2001 à cette situation plus favorable aux pays en développement en matière de propriété intellectuelle : « C'était l'époque du Doha Round. Au début, je voulais une licence obligatoire, mais rien ne se passait. Mais ensuite, il y a eu les événements d'Afrique du Sud, il y a eu l'*Industrial Property Act*, et finalement c'est GSK qui a donné une licence volontaire[17]. »

Il est donc important de tenir compte du « climat international » qui a contribué à rendre possibles ou impossibles certaines opérations telles que les transferts de technologies et les accords de licence. Pour autant, les fabricants kenyans n'ont jamais eu carte blanche. Entre 2006 et 2008, la même firme Cosmos s'est opposée aux laboratoires Pfizer qui les accusaient d'enfreindre leurs droits de propriété intellectuelle en produisant l'azithromycine, un antibiotique alors sur la liste des médicaments essentiels de l'OMS[18]. L'argument des flexibilités des ADPIC, invoqué par les avocats de Cosmos, fut balayé par la Cour : il aurait fallu, pour que la démarche en relève, déposer officiellement une demande de licence obligatoire auprès du gouvernement. En 2008, peu de temps après l'expiration du brevet, la firme fut donc déclarée coupable d'infraction à la propriété intellectuelle, et les marchandises produites pendant la période de validité du brevet furent détruites. Ironie du sort, les laboratoires Pfizer se seraient appuyés sur le brevet déposé auprès de l'Organisation africaine régionale de propriété intellectuelle pour faire valoir leurs droits. Or l'organisation n'avait à l'époque pas demandé à Pfizer de renouveler le paiement des honoraires, et la firme ne s'en était pas acquittée. Pfizer aurait donc poursuivi une firme kenyane pour un brevet sur lequel elle n'avait pas renouvelé ses droits[19] !

La question des brevets joue en Inde un rôle central. Depuis l'entrée effective de l'Inde dans l'OMC en 2005, le pays est tenu de respecter l'accord sur les ADPIC. On a beaucoup discuté des conséquences de cet accord pour l'industrie pharmaceutique indienne, qui jusque-là disposait d'une plus grande latitude pour la mise de médicaments sur le marché[20]. La plupart des travaux mettent en évidence les pressions croissantes dont le gouvernement indien a fait l'objet, de la part de l'industrie et de certains États, notamment les États-Unis, pour faire appliquer une conception de la propriété intellectuelle favorable aux intérêts des entreprises du Nord. Depuis une quinzaine d'années, l'Inde est classée sur la liste de surveillance prioritaire du rapport « Special 301 », publiée par le bureau du représentant américain au commerce. Cette liste repère les pays où le respect de la propriété intellectuelle est considéré inadéquat[21]. Les points du contentieux concernent tout particulièrement la section 3(d) de la loi indienne des brevets, qui permet à l'autorité de brevets de refuser une demande lorsque celle-ci est insuffisamment innovante, et le recours à la licence obligatoire (qui n'a pourtant été mobilisée qu'une seule fois et constitue un droit des États garanti par les ADPIC). Au cours des dernières années, des conflits ont mis en avant les pressions exercées par les entreprises et les États du Nord sur le gouvernement indien : un procès intenté par Novartis contre le gouvernement indien pour avoir eu recours à la section 3(d) en 2006 a duré sept ans[22] ; la licence obligatoire accordée à la firme Natco pour l'anticancéreux Nexavar a également été l'occasion de mettre en évidence le droit des États concernant cette pratique[23].

Avec l'élection de Narendra Modi au poste de Premier ministre en 2014, le gouvernement s'est montré plus conciliant avec les États-Unis en matière de propriété intellectuelle, tout en conservant une position de leader sur les génériques. Le brevet refusé en janvier 2015 à la firme américaine Gilead pour la molécule sofosbuvir (médicament contre l'hépatite C) a finalement été accepté en mai 2016 ; dans des déclarations officieuses, le gouvernement s'est engagé à ne plus recourir aux licences obligatoires, et la nouvelle loi sur les brevets a été considérée par beaucoup comme un signe de soumission aux exigences des grandes firmes multinationales[24]. La section 3(d) est pourtant maintenue. Dans ce contexte, les fabricants de médicaments mobilisent de multiples ressources pour mettre sur le marché les médicaments qu'ils souhaitent. Par exemple, le voisinage du Bangladesh, pays classé parmi les moins développés mais où l'industrie pharmaceutique est très dynamique, permet aux fabricants de créer des accords de licence favorables : « Pour nous les brevets c'est quelque chose à prendre en considération, mais ce n'est pas forcément ce qui va nous empêcher de mettre des produits sur le marché. Par exemple jusque-là pour envoyer au Kenya ce n'est pas très compliqué parce que le Kenya était classé parmi les LDC [*least developed countries* – pays les moins avancés]. Et pour beaucoup de fabricants il y a toujours une solution : le Bangladesh. Comme c'est un LDC, ils peuvent fabriquer ce qu'ils veulent ! Ils ont par exemple la sitagliptine, un antidiabétique qui est un vrai blockbuster et que nous les Indiens on ne peut pas fabriquer. Mais il suffit de s'arranger avec les firmes de là-bas et c'est possible de le commercialiser ensuite[25]. »

Là encore, le développement des entreprises pharmaceutiques est conditionné par des normes en voie d'harmonisation internationale et par la volonté ou non des États de conserver des dispositions nationales singulières, même si les acteurs d'un pays émergent, comme l'Inde, disposent de ressources pour contourner les contraintes.

Pirates et arnaqueurs

Les tensions autour des bonnes pratiques de fabrication ou des principes de propriété intellectuelle s'accompagnent fréquemment de discours mettant en cause les entreprises du Sud : insuffisamment compétentes car ne suivant pas les normes, insuffisamment respectueuses du droit, elles ne seraient à la hauteur ni de leur tâche ni de leurs obligations. Ce discours, porté par des médias, des acteurs et des observateurs des marchés pharmaceutiques, caractérise avant tout la pharmacie industrielle des Suds par un manque. Il n'est pas récent : *L'industrie pharmaceutique [kenyane] montre des signes de bonne santé*, titrait le *Kenya Times* du 25 février 1991, n'oubliant pas de sous-titrer ... *mais manque toujours de capacités technologiques*. Ce discours participe de la dévalorisation des firmes des pays émergents et en développement. Par extension, il est aussi souvent employé pour caractériser les États qui hébergent ces industries et leurs autorités de régulation. C'est même le cas d'un membre de la Société des pharmaciens kenyans : « Du point de vue légal, nous avons des lois fantastiques, le défi est dans leur mise en œuvre. Il y a un grand fossé, et un grand manque de capacité pour que le PPB fasse appliquer les régulations[26]. »

Manque de capacités des firmes, manque de capacité des États, les critiques ne manquent pas à l'encontre des compagnies et des autorités. Elles montrent du doigt un autre espace où se jouent la concurrence internationale entre les firmes et la dévalorisation du Sud : celui des stratégies de communication.

Le discours « antipiraterie », porté au long des années 1980 et 1990 par l'industrie pharmaceutique américaine, en est une manifestation criante. Les années 1980, cruciales pour les négociations du Gatt, ont en effet constitué une période de déploiement stratégique des intérêts des firmes du Nord, notamment pour l'industrie pharmaceutique[27]. L'industrie des pays riches s'est alors livrée à une véritable offensive pour imposer une vision des choses au service de ses intérêts. Elle a ainsi mis au point un langage métaphorique et une vision du monde dénigrant systématiquement ses concurrents. Comme l'ont remarqué plusieurs observateurs, « la métaphore dominante et la plus agressive du débat était celle de la piraterie[28] ». Avec le soutien du gouvernement américain et de l'industrie, il s'agissait de mettre en cause l'industrie générique étrangère, accusée de copier des médicaments brevetés. Cette métaphore avait pour but de clore le débat sur la propriété intellectuelle en faisant des contrevenants des criminels et en marquant toute discussion sur les alternatives à la brevetabilité du stigmate de l'immoralité. Cette entreprise de dénigrement a eu des répercussions sur les débats à propos des génériques dans les pays du Sud. En atteste le problème abordé par un journaliste du *Kenya Times* en 1991, dans l'article cité plus haut : « La question "médicaments génériques contre médicaments de marque" est sensible. Selon les experts, les médicaments de marque présentent les attributs de l'authenticité, de la précision, de l'efficacité et de la traçabilité. Cela signifie que toute réclamation concernant un médicament peut être dirigée vers le fabricant, qui endosse la responsabilité de son produit. De l'autre côté, les génériques sont anonymes et peuvent ouvrir grand la porte à une certaine absence de scrupules[29]. »

Les attaques des leaders de l'industrie envers la production de génériques ont ainsi eu pour effet de faire porter un soupçon permanent sur la légalité et la qualité de ces médicaments. Le procès de Pretoria intenté par l'industrie pharmaceutique au gouvernement sud-africain en 1998 et son échec retentissant ont rendu plus difficile le recours à une argumentation aussi grossière que la piraterie[30]. Cependant, la conception du monde qu'elle a nourrie tout au long des années 1980 et 1990 n'a pas pour autant disparu. Au Kenya, elle entre même en résonance avec des stéréotypes anciens et répandus pendant la période coloniale. Puisant dans un « répertoire » de stéréotypes, les acteurs du marché, des fabricants aux consommateurs, entretiennent ainsi un discours de dévalorisation de l'industrie générique, affectant en particulier l'industrie indienne. Ce discours trouve son principal ressort au Kenya dans les processus d'identification qui associent fréquemment la pharmacie à l'« indianité[31] ».

« Qui sont les pharmaciens et qui peut pratiquer une activité liée à la pharmacie au Kenya ? » La réponse à une telle question met en évidence l'« ethnicisation » de la filière pharmaceutique. Au niveau de la pharmacie d'officine, on considère souvent que vendre des médicaments ou, plutôt, posséder une pharmacie est une profession indienne. Ce stéréotype est fréquent car un grand nombre de pharmacies d'officine portent des noms indiens et sont possédées par des familles indiennes. Gidraph G. Wairire identifie la pharmacie comme le sixième type d'entreprise possédé par des Indiens du Kenya après la quincaillerie, le commerce général, la vente de vêtements, le commerce de pièces de rechange automobiles et la librairie/papeterie[32]. Seulement 25 % des pharmaciens d'officine seraient d'origine indienne : s'ils sont donc loin de constituer la majorité, ce chiffre indique la présence importante de cette minorité dans la pharmacie[33]. Cela est également vrai dans le cas de la pharmacie industrielle. Cette ethnicisation et les tensions qu'elle nourrit sont instrumentalisées dans les milieux industriels pour disqualifier des concurrents. Gérard, responsable de la sécurité d'une entreprise pharmaceutique européenne, donne sa vision des médicaments falsifiés et contrefaits. C'est, selon lui, un problème important au Kenya car il s'agit d'un marché « semi-régulé » : « Surtout, il y a un problème parce que de nombreuses personnes sont impliquées dans un business illégal et parce que le marché est "tenu" par quelques lobbies de "businessmen d'origine sud-asiatique". »

En identifiant activité de production et activité de distribution d'une part, qualité et légalité d'autre part, Gérard produit un discours qui doit être interprété en relation étroite avec les représentations de l'industrie asiatique véhiculées depuis une vingtaine d'années par l'industrie pharmaceutique du Nord. Il combine une représentation de la qualité, un stéréotype ethnique propre à la société kenyane et une représentation de l'organisation du marché local.

Cette superposition d'enjeux de qualité, de perceptions de personnes et d'attributs culturels fonctionne également au niveau du public et des consommateurs, montrant une

« racialisation » du médicament, c'est-à-dire son enrôlement dans un système de représentations racisées. Au cours de l'été 2013, le ton de F., un Kenyan d'une vingtaine d'années avec qui je discute de ma recherche, se fait véhément quand il commence à critiquer les « médicaments indiens », de qualité douteuse selon lui – mais aussi les médicaments les plus courants à Nairobi : « On nous donne les pires médicaments. La plupart des médicaments kenyans sont mauvais, mais il y a aussi les indiens, qui sont des copies. Les gens, le gouvernement ne veulent pas dépenser pour nous, alors on nous vend seulement des copies de médicaments fabriqués par des Indiens qui ne cherchent qu'à nous arnaquer[34]. »

Ces propos tenus au cours d'une discussion à bâtons rompus doivent être interprétés à l'aune de la position socio-économique de la diaspora indienne telle qu'elle est perçue, du discours sur l'Inde comme fabricant de médicaments génériques et premier exportateur vers le Kenya. D'une certaine façon, il s'agissait d'une interprétation inversée de la qualification de l'Inde comme « pharmacie du tiers-monde ». Les firmes indiennes, comme celles possédées ou dirigées par des Indiens au Kenya, n'auraient qu'en apparence une vocation humanitaire. Ce jeune homme poussait encore plus loin la confusion entre objets, personnes et cultures que le responsable sécurité cité plus haut. Sa critique dénonçait les médicaments « venant » d'Inde. Il ne savait sans doute pas que les fabricants kenyans pouvaient être indiens ou d'origine indienne. En revanche, le rôle joué par les indiens au Kenya tout au long de l'histoire coloniale et postcoloniale était sous-jacent à sa critique. Les moteurs de ce discours sont une association floue « médicament/indien » et la méfiance quant à leur qualité. Ce processus se nourrit d'une circulation continuelle de signes entre objets, pays et personnes.

Ces différents discours témoignent à la fois de l'importance et de la complexité des registres de qualification de l'industrie des pays du Sud. Aux stratégies mises en œuvre par les industriels à l'échelle internationale répondent, dans un pays comme le Kenya, un enchevêtrement de représentations issues d'une longue histoire de relations coloniales et postcoloniales. Ces discours mêlant stratégies et stéréotypes convergent toutefois sur un point : ils participent d'une même dévalorisation de l'industrie pharmaceutique du Sud. Il ne faut cependant pas s'y méprendre. Alors que les firmes du Nord cherchent à éliminer leurs adversaires en investissant le champ réglementaire et la propriété intellectuelle, ou encore en ayant recours à des politiques de communication offensives, les acteurs de la pharmacie des pays du Sud ne sont pas sans répondant. Ils mettent en œuvre leurs propres stratégies pour capter des profits, ce qui les amène parfois à œuvrer aux frontières de la légalité.

Capter les profits, capturer la régulation

L'activité d'importation parallèle consiste à importer des médicaments d'un pays tiers où le prix fixé est plus bas que dans le pays importateur. Cette pratique permet aux pays où les prix des médicaments sont très élevés et peu contrôlés de tirer les prix vers le bas en renforçant la concurrence. En 2001, au moment de la réécriture de la loi sur la propriété intellectuelle qui a suivi son entrée dans l'OMC, le Kenya a intégré le recours aux importations parallèles comme une flexibilité permise par les ADPIC, alors qu'elle était interdite par la précédente législation datant de 1989[35]. Au Kenya, les importations parallèles sont donc autorisées pour les produits pharmaceutiques même si elles ne sont pas reconnues explicitement par l'ensemble des textes légaux.

Le procès qui a opposé les entreprises Lords Healthcare et Salama Pharmaceuticals illustre les problèmes posés par les importations parallèles. Lords était l'agent de la firme indienne Cipla : il distribuait notamment l'inhalateur de marque Budecort-200 (marque enregistrée au Kenya par Lords Healthcare), un traitement de l'asthme. En 2006, alors que Lords Healthcare était le seul distributeur du produit au Kenya à la suite d'un accord avec Cipla, il perdit un appel d'offres lancé par l'hôpital Kenyatta pour la fourniture de 2 400 unités. Il apprit par la suite que l'appel avait été remporté par Salama Pharmaceuticals pour le même produit sous la même marque. Une plainte fut déposée en référence à la législation sur les marques. L'argument était le suivant : Lords Healthcare était le fabricant et le détenteur exclusif des droits de marque sur ce produit, et la similarité des produits pouvait constituer une tromperie pour le consommateur et lui porter tort. Pour la défense, la plainte n'était pas recevable car Lords se présentait comme le fabricant du produit alors que ce n'était pas le cas. De plus, l'enregistrement de la marque avait eu lieu seulement auprès de l'Agence nationale de régulation pharmaceutique, ce qui ne conférait aucun droit particulier au plaignant puisque la firme accusée avait également enregistré le produit en tant qu'importatrice parallèle. Enfin, il n'y avait pas « similarité » mais « identité » entre les produits, ce qui faisait qu'aucun tort n'était causé aux consommateurs. Le plaignant fut finalement débouté[36].

L'ampleur de l'opposition aux importations parallèles est apparue en 2002 et en 2006, lorsque des amendements ont été proposés à la loi sur la propriété intellectuelle dans le but de limiter cette pratique en la soumettant à l'accord du détenteur des droits[37]. Il semblait évident que, dans la plupart des cas, ce dernier s'opposerait à ce type d'importation – ce qui risquait de signer la fin de la pratique. L'amendement fut adopté une première fois, tard dans la nuit, en profitant de l'absence de nombreux membres du parlement[38], au milieu d'un ensemble « omnibus » d'amendements[39], avant d'être rejeté par le président Daniel Arap Moi en août. La proposition fut soumise une seconde fois au milieu d'un autre ensemble d'amendements, mais fut rejetée par l'assemblée[40]. Ces tentatives ont provoqué de nombreuses discussions, et les débats se poursuivent encore aujourd'hui sur le droit aux importations parallèles.

Du côté des promoteurs de ce droit, un groupe de distributeurs, la Kenya Pharmaceutical Distributors Association, a été particulièrement actif. Son président, Kamamia Murichu, le justifie par les prix exorbitants des médicaments au Kenya. Ce problème des prix concernerait également les génériques indiens, dans la mesure où ceux-ci suivent aussi une logique de marque et obéissent aux mêmes stratégies que celles de la *Big Pharma* euro-américaine. Selon lui, il n'y a pas de lien entre les importations parallèles et les problèmes de qualité car elles sont sujettes comme les autres aux contrôles effectués par l'autorité de régulation[41]. En face, les acteurs des firmes multinationales occidentales représentées par la Kenya Association of Pharmaceutical Industry, ainsi que les distributeurs kenyans qui travaillent directement avec elles critiquent les importations parallèles. Elles ne permettraient pas une identification complète du produit, dans la mesure où celui-ci n'est pas importé par l'agent officiel de la marque. En outre, elles pénaliseraient l'agent local, qui aurait endossé les dépenses d'enregistrement et de marketing du produit et serait donc victime d'une concurrence déloyale[42]. Pour des critiques plus acerbes, les importations parallèles sont même des importations « illégales » qui ne respectent pas la propriété intellectuelle. Enfin, plusieurs acteurs de firmes multinationales insistent sur le lien entre importations parallèles et circuits d'importation de médicaments illicites.

Jusqu'ici, ce conflit ressemble à une dispute commerciale classique. Mais, pour mieux comprendre l'animosité des parties prenantes, il faut revenir sur le contexte de la régulation pharmaceutique au Kenya et introduire un nouveau personnage : Julius, spécialiste de la régulation pharmaceutique, occupant de hautes responsabilités au Laboratoire national de contrôle de la qualité, après avoir été en poste au Pharmacy and Poisons Board (PPB, l'autorité nationale de régulation) de 2000 à 2010. En 2005, le PPB a cherché à accroître les compétences de son personnel sur les questions de régulation, à la fois sur les plans pharmaceutique et juridique. À l'époque, c'était généralement la police qui était chargée des contraventions au système pharmaceutique, mais elle était souvent déboutée en justice à cause des faibles connaissances des officiers dans ce domaine. Julius a donc été envoyé avec un collègue en Angleterre pour obtenir un master de droit. Il est également devenu avocat à la cour kenyane en 2015. En 2007, à son retour d'Angleterre, il a été posté une première fois au Laboratoire de contrôle de la qualité, avant d'être en charge des importations au PPB.

Une fois à ce poste, Julius devait vite remarquer que le département avait accordé des permis d'importation pour des médicaments qui n'étaient pas enregistrés ou qui ne respectaient pas les bonnes pratiques de fabrication. D'autres médicaments avaient été enregistrés alors même qu'ils avaient été évalués négativement par le Laboratoire national pour non-respect des normes. Face à l'insistance de son supérieur hiérarchique pour qu'il enregistre des médicaments non conformes, Julius met alors en place un système pour tracer l'origine des autorisations. À cette époque, entre 2008 et 2010, le secrétaire permanent du ministère est James Ole Kiyiapi, futur candidat à la présidence de la République en 2013. Julius lui explique qu'un système illégal d'autorisations d'importation a été mis en place au sein du PPB. Kiyiapi mandate l'Efficiency Monitoring Unit (EMU), une institution chargée d'évaluer les services rendus par les institutions publiques, pour enquêter sur le PPB. Julius est identifié comme lanceur d'alerte et comme informateur privilégié par EMU. La nouvelle circule au sein du PPB, et Julius raconte avoir reçu des menaces verbales et physiques de la part de collègues. Sa situation s'aggrave en juin quand Kiyiapi, en conflit avec le ministre des Services médicaux, est muté au ministère de l'Éducation. Julius perd un soutien important et est également muté en 2010 dans l'administration d'un hôpital. Il est accusé d'avoir insulté le président de la Kenya Pharmaceutical Distributors Association (l'association qui promeut le recours aux importations parallèles), d'avoir réclamé des bakchichs en échange d'un permis d'importation, d'avoir menacé le directeur du PPB dans une circulaire et d'avoir émis des permis d'importation pour des médicaments expirés – alors que, selon lui, c'est son supérieur qui les a délivrés : « Un jour, il est arrivé dans mon bureau en me demandant de donner une autorisation d'importation pour une ONG qu'il connaissait, mais trois choses manquaient pour que le dossier soit complet. J'ai donc refusé, mais devant son insistance je l'ai finalement laissé signer – le document n'était pas approuvé par la personne responsable des imports (moi) mais signé directement par mon supérieur[43]. »

Le rapport d'EMU rendu en mars 2011 transforme la situation. Il critique le PPB et son directeur, accusé d'avoir enregistré des médicaments qui avaient échoué aux tests de qualité du Laboratoire national – notamment le KamoxClav, une combinaison d'amoxicilline et d'acide clavulanique produite par la firme indienne Flamingo. Aglowmed, une autre firme indienne, aurait continué à distribuer des médicaments au Kenya alors même qu'elle ne respectait pas les bonnes pratiques de fabrication. Des transactions financières sont également pointées dans le rapport qui tend à accréditer l'hypothèse d'un système de corruption. À la suite de ces révélations, Julius est réintégré dans ses fonctions[44] et le sous-comité santé de l'Assemblée convoque les administrateurs du PPB pour éclaircir la situation. Deux réunions houleuses ont lieu en août 2011 ; au cours de l'une d'entre elles, un agent du PPB est expulsé pour son agressivité envers les membres du parlement, avant que la séance ne soit ajournée en raison de l'impréparation des représentants du PPB[45]. Un procès est également intenté au directeur du PPB en septembre 2011. Il se soldera en 2014 par un non-lieu, la Cour considérant qu'il n'est pas de son ressort de décider des accusations portées par le rapport d'EMU[46].

Julius, qui se présente parfois comme le meilleur spécialiste de la régulation dans son pays, a une piètre opinion du marché pharmaceutique kenyan, « basiquement non régulé ». Il aime aussi répéter que l'industrie n'est pas très satisfaite de ses services. Il est surtout très opposé à ce qu'il appelle des « importations parallèles non enregistrées », donc illégales – exprimant une position proche de celle des acteurs de la *Big Pharma*. Il qualifie les importations parallèles kenyanes de « soi-disant importations parallèles » : ce ne sont pour lui que contrefaçons[47]. Ce lanceur d'alerte ne fait cependant pas que relayer le discours des multinationales. Son argument porte sur la présence de médicaments non enregistrés au Kenya et sur la participation active de certains officiels du PPB qui distribuent, d'après lui, des permis d'importation contre rétribution, en particulier à ceux qui se présentent comme les défenseurs des importations parallèles. Le rapport d'EMU ainsi que d'autres entretiens avec des agents ou ex-agents du PPB donnent un certain poids à ses propos.

L'histoire mouvementée de Julius permet ainsi de complexifier notre compréhension du problème des médicaments illicites. Il illustre l'âpreté de la concurrence à l'œuvre sur les marchés mondialisés de la pharmacie pour verrouiller les canaux de distribution ou pour y accéder. Il résulte, comme on l'a vu, de stratégies pour capturer l'appareil de régulation (les bonnes pratiques de régulation, la propriété intellectuelle) et de stratégies de communication pour disqualifier la concurrence. Les acteurs dominants excellent dans ces pratiques qui demandent des investissements colossaux à l'échelle internationale. Les firmes moins puissantes ne sont pourtant pas démunies. Certains acteurs du marché recourent même à des voies illégales pour contourner la régulation au niveau national, par exemple grâce à la corruption[48]. Dans tous ces cas, il s'agit de *capturer* la régulation pour accéder aux points de diffusion et, *in fine*, capter les profits pharmaceutiques[49]. Il en résulte une multiplicité de cas pouvant être qualifiés comme illicites mais ayant des causes différentes : réglementation des pratiques de production ou de distribution, propriété intellectuelle, corruption, etc. De ce point de vue, les politiques anti-contrefaçon, qui se sont renforcées au cours des vingt dernières années, pourraient n'être qu'un nouvel épisode dans la saga des profits pharmaceutiques. Elles illustrent bien les conflits pour l'accès aux canaux de distribution et les opérations stratégiques de capture de la régulation. Mais l'imposition de ces politiques ne relève pas seulement de stratégies pour gouverner la pharmacie. Elle demande, pour être comprise, une analyse plus détaillée et tenant compte de changements de plus grande ampleur.

DEUXIÈME PARTIE

SÉCURISATIONS PHARMACEUTIQUES ENTRE SANTÉ ET MARCHÉ

4

LE TOURNANT SÉCURITAIRE DE LA RÉGULATION

Sûreté *vs* sécurité

Au début des années 1980, la pharmacie kenyane connaît une période de troubles. Le 7 juillet 1980, le quotidien *The Standard* titre *Les pharmacies en crise* et annonce : « Une crise majeure menace les services pharmaceutiques publics et pourrait paralyser plusieurs hôpitaux[1]. » Cette alerte est déclenchée par la démission de plusieurs pharmaciens hospitaliers à l'hôpital Kenyatta et dans d'autres institutions, pour protester contre le manque de clarté qui entoure leur fonction, la faiblesse de la formation aux métiers pharmaceutiques, le trop grand nombre de médicaments disponibles et leur qualité discutable en raison de l'absence de contrôle. Les pharmaciens protestent aussi contre le fait de ne pas être associés aux appels d'offres, ce qui conduirait à des décisions aberrantes, à des excédents ou, au contraire, à des ruptures d'approvisionnement. Leurs revendications sont formulées dans un contexte de dénonciation de la régulation étatique : scandale autour d'un appel d'offres remporté par une firme locale, Anpi Ltd, alors qu'elle était moins compétitive que d'autres (prix plus élevés et commandes précédentes seulement assurées en partie)[2], critiques autour de l'usage du contraceptif Depo Provera, interdit dans de nombreux pays[3], réquisitoires du gouvernement contre les firmes étrangères qui considèrent le Kenya comme un dépotoir et y écoulent des surplus et des médicaments périmés ou interdits ailleurs[4]. Au cours de cette période de changement gouvernemental, le nouveau ministre de la Santé, Arthur Magugu, adopte une démarche volontariste. Alors que les critiques s'accumulent, il multiplie les visites surprises dans les centres de santé et affiche une politique en rupture avec celle de son prédécesseur. À son instigation, une modification essentielle de la régulation pharmaceutique entre en vigueur le 1er avril 1982. Les médicaments en vente au Kenya devront avoir été contrôlés et enregistrés. Cette décision est censée marquer la « fin de la route pour les marchands de médicaments qui ont gagné des millions en important, fabriquant et vendant des médicaments sous-standard au Kenya[5] ».

Presque trente ans plus tard, le 2 décembre 2009, le gouvernement kenyan inaugure l'Agence de lutte contre la contrefaçon (Anti-Counterfeit Agency), chargée de contrôler la « circulation de biens dangereux, dont un nombre important présentent des risques pour la santé et l'environnement[6] ». Les médicaments contrefaits font partie de ces produits dangereux pour la santé et ils ont constitué un argument important pour défendre la création de l'agence. Le problème qu'elle doit résoudre est cependant très différent de celui auquel étaient confrontées les autorités de santé trente ans plus tôt. Il s'agit maintenant de lutter contre la prolifération de produits contrefaisant des marques et enfreignant le droit commercial, des produits considérés comme dangereux pour la population et l'environnement. Les principaux arguments contre la contrefaçon consistent à l'associer à une activité criminelle et à l'accuser de fragiliser l'économie kenyane. Elle présenterait un risque pour la santé et la sécurité, et elle menacerait les emplois[7]. La pharmacie est ainsi intégrée à des préoccupations économiques. La méthode proposée pour régler le problème a aussi changé : il s'agit moins de faire respecter l'enregistrement des biens sur la base d'un contrôle de qualité que de faire respecter l'intérêt des détenteurs de brevets et les droits d'auteur en faisant intervenir une force quasi policière.

La comparaison de ces deux épisodes montre la manière dont les problèmes de qualité et de légalité pharmaceutiques ont évolué en l'espace de trente ans. Pour les anthropologues Julia Hornberger et Erma Cossa, on est passé d'une politique de « sûreté » pharmaceutique à une politique de « sécurité[8] » – soit une criminalisation des infractions, une mise en avant des enjeux économiques et des droits de propriété intellectuelle, avec un traitement du problème par des partenariats public-privé et l'appel aux forces de l'ordre. Ce passage de la sûreté à la sécurité affecte non seulement la pharmacie des pays du Sud mais l'ensemble des pratiques de santé publique. En quoi consiste-t-il et qui en a été l'instigateur ? Une explication hâtive du phénomène n'aurait aucun mal à pointer le rôle de lobbying des firmes pharmaceutiques qui dominent le marché – on a vu avec quelle aisance elles se saisissent des différents outils de régulation et de communication. Mais, si séduisante soit-elle, une telle explication passerait sous silence un certain nombre de mécanismes cruciaux.

Un problème aux multiples facettes

Avant d'aller plus loin, un bref retour en arrière s'impose. Les historiens du médicament ont montré que la question de l'illicite pharmaceutique faisait partie de l'histoire du médicament, en fixant la frontière entre légal et illégal, toxique et inoffensif, standard et non-standard[9]. Le tracé qui sépare le licite de l'illicite a connu des transformations historiques, comme l'ont montré le sociologue Maurice Cassier, à propos des conflits entre système de brevets et enregistrement des médicaments au *Codex* au début du XIXᵉ siècle, tout comme les travaux consacrés aux débats sur la qualité et la légalité de la quinine dans les Indes britanniques[10]. À cette époque, la santé publique dépendait déjà étroitement d'une conception de l'ordre social, et le rôle de l'État était central, comme dans le cas de la « police des remèdes », héritée en France de pratiques de contrôle instituées dès le milieu du XVIIIᵉ siècle. Elle faisait déjà intervenir des acteurs aux objectifs hétérogènes, comme les producteurs, industriels ou pharmaciens, et les pouvoirs publics[11]. L'importance accordée à ce problème a beaucoup varié. En France, les années 1930 ont donné plus d'ampleur au problème de la sécurité sanitaire, avec l'industrialisation de la pharmacie et la commercialisation à grande échelle de produits qui présentaient de nouveaux risques, ce qui a eu un retentissement important dans l'après-guerre. L'histoire des crises sanitaires a mis en évidence que la dangerosité et la licéité des médicaments concernaient pleinement l'industrie de marque et ne se limitaient pas au développement ultérieur d'une industrie générique[12]. Ces préoccupations ont commencé à être partagées de manière transnationale avec la création de l'OMS en 1948. Elles ont donné lieu à des appréciations et à des propositions différentes, comme la pharmacovigilance ou les études sur l'usage des médicaments[13].

Par ailleurs, selon les aires géographiques, la question de l'illicite s'inscrit dans des configurations différentes et recouvre des problèmes distincts. Aux États-Unis, l'historien

Jeremy Greene explique que, avec l'émergence du marché des génériques dans les années 1960 et 1970, l'inquiétude face à l'anonymat qui menaçait les médicaments a entraîné la réalisation de nombreux reportages autour des médicaments illicites[14]. Il évoque l'un d'entre eux publié en 1960 dans le journal *Parade* et qui documentait le rôle de la mafia dans un marché « zombie » de médicaments supposés contenir de la craie ou de la farine. Il rappelle également que, si la crainte qui enveloppe les médicaments illicites n'est pas récente, le soupçon qui pèse sur les plus gros fabricants d'entretenir cette crainte est également ancien. Il mentionne à cet égard les déclarations de Lucille Wendt, participante au comité Kefauver, célèbre pour sa critique de la *Big Pharma*, qui relevait déjà en 1961 que « "contrefaçon" est maintenant devenu un euphémisme pour obtenir des agences gouvernementales qu'elles protègent les marques des plus importants fabricants de médicaments ». En ce sens, l'histoire des médicaments génériques aux États-Unis permet de mettre en évidence l'inscription des politiques anti-contrefaçon dans une série de débats déjà vifs au début des années 1960.

En Afrique, la construction du problème des médicaments illicites est également un phénomène ancien qui s'est accéléré et a été reformulé au tournant du XXIe siècle[15]. Si l'on s'en tient au cas kenyan, un survol de la presse quotidienne permet d'observer que les problèmes de qualité pharmaceutique relayés au cours des années 1980 et 1990 portaient plutôt sur la distribution de médicaments périmés. Étaient alors accusées alternativement les organisations donatrices, qui faisaient passer en Afrique des médicaments dont ne voulaient pas les habitants de pays riches, et les institutions sanitaires nationales, qui toléraient des produits qui auraient dû être refusés. La sociologue Nitsan Chorev relève que le problème des médicaments non autorisés dans certains pays – et pourtant vendus dans des pays en développement – constituait l'un des arguments de l'OMS pour le développement d'une industrie locale au milieu des années 1970[16]. Les « faux » médicaments alors dénoncés étaient plus rarement des copies de médicaments existants. Mais, entre la fin des années 1990 et le début des années 2000, le problème s'est trouvé formulé de façon croissante sous la notion de contrefaçon, et le rôle des producteurs étrangers a été progressivement mis en exergue – en particulier celui de la Chine et de l'Inde. Il y a donc eu un déplacement du cadrage de la question des médicaments illicites entre les années 1980 et aujourd'hui, dans un pays comme le Kenya.

L'entrée de la contrefaçon à l'OMS

La notion de « contrefaçon » était utilisée occasionnellement dans l'après-guerre pour décrire le problème des médicaments illicites, mais de manière marginale[17]. En 1985, elle fait une entrée officielle dans les textes de l'OMS à l'occasion de la conférence de Nairobi[18]. Cette notion est alors utilisée sans avoir été définie, mais cela n'empêche pas qu'elle soit considérée comme un acte criminel. La direction est chargée de collecter des données afin d'informer les gouvernements sur la nature et l'étendue du problème. Le rapport est suivi, le 13 mai 1988, de la résolution WHA41.16 sur l'usage rationnel des médicaments, dont l'un des paragraphes demande à la direction générale de « prévenir et détecter l'exportation, l'importation et la contrebande de préparations pharmaceutiques faussement étiquetées, falsifiées, contrefaites ou inférieures aux normes[19] ». Dans ces documents, la question de la contrefaçon est subordonnée à la rationalisation des politiques pharmaceutiques (par exemple les pratiques de prescription et les règles d'enregistrement). La conférence de Nairobi et la résolution WHA41.16 de 1988 insistent sur l'importance du rôle des gouvernements dans la formulation et la mise en œuvre de politiques nationales du médicament[20]. Rappelons qu'à l'époque l'OMS promeut la notion de « médicament essentiel », qui implique une régulation des prix, des modes de prescription et d'administration. La contrefaçon n'est encore qu'un thème mineur.

Il va prendre de l'ampleur au début des années 1990 avec les premières réunions de l'OMS dédiées aux médicaments contrefaits, et alors que l'industrie passe à l'offensive[21]. En avril 1992, un atelier consacré exclusivement aux médicaments contrefaits est coorganisé par l'OMS et l'IFPMA (International Federation of Pharmaceutical Manufacturers), un groupement d'industries pharmaceutiques. L'organisation se dote alors d'une définition de la contrefaçon pharmaceutique[22]. La notion de contrefaçon et ses connotations commencent à s'imposer au sein de l'OMS pour parler du problème des médicaments illicites. Le rapport publié à l'issue de cette rencontre indique que les provisions « anti-contrefaçon » contenues dans le brouillon de l'accord « Gatt-ADPIC » en cours de rédaction fournissent un « cadre légal pertinent », pour une protection internationale efficace des marques, assortie de peines et de sanctions pouvant aller jusqu'à l'emprisonnement[23]. Des représentants du Gatt (Accord général sur les tarifs douaniers et le commerce) ont pris part à la réunion WHO-IFPMA, une présence qui atteste de l'intrusion du thème de la propriété intellectuelle dans les thématiques traitées par l'OMS.

Les rapports de l'OMS des années 1990 traduisent l'autonomisation de la question des médicaments illicites, qui n'était pas auparavant traitée comme telle mais constituait seulement un volet des politiques pharmaceutiques nationales. On assiste donc à l'émergence d'une approche pénale et policière de la question des « faux médicaments ». Le rapport *Counterfeit Drugs* de 1992 préconise notamment – à l'initiative du Dr Arnold, représentant l'IFPMA – de s'engager dans des actions de « détection, poursuite, jugement, sanction ». Les trois derniers termes ne sont pas synonymes, mais ils font néanmoins redondance, ce qui souligne l'importance prise par la dimension policière et pénale de la lutte contre les médicaments illicites.

Les années 2000 confirment l'importance de cette vision sécuritaire au sein de l'OMS. D'abord, un groupe de travail est créé avec la collaboration de l'IFPMA, de l'International Pharmaceutical Generic Alliance, de la World Self-Medication Industry, et de Pharmaciens sans frontières au début des années 2000[24]. Il est à l'origine d'un document technique présenté à l'assemblée mondiale pour la santé en 2001. Un tournant important a ensuite lieu en février 2006 à Rome, lors de l'*International Conference on Combating Counterfeit Medicines* qui aboutit à la création de l'IMPACT (International Medical Products Anti-Counterfeiting Taskforce). Si IMPACT a vu le jour sous l'égide de l'OMS, sa création n'a jamais été validée par l'assemblée de ses membres – on ne manquera d'ailleurs pas de le lui reprocher. En novembre 2006, le groupe se réunit pour la première fois et, l'année suivante, il propose à son tour une définition des produits contrefaits dans ses *Principles and Elements for National Legislation Against Counterfeit Medical Products*. Il liste les différentes formes de malfaçons et élargit la définition de 1992 pour inclure tout produit dont la présentation est erronée. D'un côté, la notion d'infraction « délibérée » est supprimée – ce qui tend à inclure toute forme de malfaçon – et, de l'autre, les défauts de qualité présentés par des produits « autorisés et légitimes » sont distingués de la contrefaçon. En décembre 2008, en Tunisie, cette définition est modifiée et complétée afin de répondre aux objections émises à son encontre lors de l'assemblée mondiale pour la santé de mai 2008. La nouvelle définition tente en particulier de distinguer enjeux de brevet et enjeux de contrefaçon. Néanmoins, elle demeure contradictoire : la notion de contrefaçon reste appliquée à des cas d'adultération très vastes, dans lesquels l'intentionnalité du producteur est parfois difficile à repérer.

Au sein de l'OMS, aussi bien les termes utilisés que les définitions importent, car ils constituent des supports pour la pratique, en particulier lorsqu'ils sont liés au domaine juridique. Les définitions de la contrefaçon sont des objets circulants et performatifs. Ainsi, la définition WHO-IFPMA, bien qu'elle n'ait pas été ratifiée lors d'une assemblée mondiale, a été par la suite réemployée dans divers documents de l'organisation – notamment dans les *Guidelines on Import Procedures for Pharmaceutical Products* (1996, procédures d'importation)[25], les *Guidelines for Inspection of Drug Distribution Channels* (1999, procédures d'inspection des réseaux de distribution)[26] et les *WHO Good Distribution Practices for Pharmaceutical Products* (2006, bonnes pratiques de distribution)[27] –, c'est-à-dire dans des rapports techniques validés par le comité exécutif. De même, la définition proposée par IMPACT en 2008 a été reprise par l'industrie pharmaceutique sans avoir été validée par l'OMS et alors même qu'elle est contradictoire :

l'IFPMA, qui représente les intérêts des multinationales, promeut la définition IMPACT de 2008[28]. La proximité de la notion de contrefaçon avec le droit des marques favorise des usages qui, bien qu'inappropriés, renforcent l'appréhension du problème en termes de propriété intellectuelle. Par exemple, le rapport de 2007 fait par les douanes de la Communauté européenne sur les saisies de contrefaçon pharmaceutique note une augmentation de 34,6 % des produits contrefaits produits en Inde et de 39,21 % des produits contrefaits produits en Suisse[29]. Cette estimation comprend les produits saisis en raison de querelles sur les brevets – sans quoi la Suisse apparaîtrait, au même titre que la Chine ou l'Inde, comme un pays pirate ! Entre les années 1990 et 2010, le travail de réflexion de l'OMS sur la régulation pharmaceutique a donc accordé une importance grandissante à la contrefaçon, malgré les critiques[30].

La confusion entre génériques et contrefaits

La reformulation du problème des médicaments illicites ne s'est pas jouée seulement dans des arènes internationales. Le traitement médiatique du problème, notamment dans les pays du Sud, a lui aussi connu une évolution, comme le montre une revue de la presse indienne et kenyane[31]. Les choses avaient pourtant plutôt bien commencé : dans les années 1990, on ne mentionne pas la contrefaçon de médicaments dans les journaux indiens. On y parle plutôt des problèmes d'accès, de contrôle des prix, de génériques, de la régulation par l'État de la vente des médicaments. Les termes « contrefaits », « contrefaçon » ou « contrefaire » sont absents, et les questions de propriété intellectuelle en lien avec la qualité pharmaceutique sont rares. Les militants kenyans et indiens confirment cette intuition : avant 2000, le problème des faux médicaments n'était encore abordé sous l'angle de la contrefaçon ni au Kenya ni en Inde.

En revanche, à partir de 2001, les médicaments illicites sont qualifiés de manière croissante en termes de contrefaçon. Après 2007, un article sur cinq consacré à la qualité pharmaceutique dans la presse anglophone kenyane porte sur la contrefaçon. C'est le thème pharmaceutique le plus abordé, après le rôle de l'État et les enjeux de santé publique. Ce cadrage du problème des médicaments illicites par la contrefaçon est particulièrement dominant dans la presse quotidienne kenyane, qui entre peu dans le détail technique des droits de propriété intellectuelle. Pour la presse indienne, la notion de contrefaçon, même après 2001, reste assez rare. Cependant le thème de la propriété intellectuelle est abordé dans un tiers des articles consacrés à la qualité pharmaceutique – un changement important par rapport aux années précédentes. Même si les journalistes indiens refusent d'employer la notion de contrefaçon – pour éviter toute confusion avec la question des médicaments génériques, un enjeu national –, le renforcement des droits de propriété intellectuelle est devenu un sujet incontournable après 2001. Le cadrage du problème des médicaments illicites en termes de propriété intellectuelle et de contrefaçon s'est donc bien imposé au cours des années 2000 dans les journaux, en Inde comme au Kenya. L'hégémonie de ce cadrage implique des spécificités : si la presse kenyane use massivement de la notion de contrefaçon, la presse indienne s'y refuse et traite le sujet plutôt sous l'angle de la propriété intellectuelle.

La presse montre l'évolution des champs sémantiques et lexicaux employés pour traiter des médicaments illicites.

Cette évolution témoigne de la dissémination des enjeux économiques dans le discours de santé publique. Pour décrire par exemple le phénomène des médicaments illicites, la presse, moins diplomatique que les institutions internationales comme l'OMS, recourt à des termes qui stimulent fortement l'imagination : « fléau », « crime pharmaceutique », « terrorisme pharmaceutique ». Le danger de mort présenté par les mauvais médicaments est régulièrement mentionné, appuyé sur des faits divers et des incidents. Les victimes de ce « fléau » sont d'abord les patients, consommateurs et usagers de médicaments. Mais de nombreux articles insistent également sur les enjeux économiques, soulignant que les médicaments illicites limitent le développement des États et enfreignent les droits des producteurs légitimes. Les coupables sont quant à eux désignés par les origines présumées des faux médicaments : principalement l'Asie du Sud et de l'Est, le Moyen-Orient. De nombreux articles en appellent à la collaboration internationale et à une application sévère des lois. La propriété intellectuelle est présentée comme le meilleur outil pour combattre la prolifération de faux médicaments, et le renforcement des capacités légales des gouvernements comme une urgence.

À partir des années 2000, la presse des pays du Sud contribue donc au cadrage en termes de contrefaçon, et reformule le problème des médicaments illicites en le replaçant dans le champ sémantique de la criminalité et des enjeux économiques – relevant de l'approche sécuritaire, selon les termes de Hornberger et Cossa, citées plus haut. Plus grave, comme de nombreux activistes le dénoncent, la confusion est entretenue entre médicaments contrefaits et génériques, menaçant l'accès des populations à des traitements peu onéreux. L'association entre médicaments contrefaits et médicaments génériques est devenue fréquente dans la presse indienne et kenyane. Mais des différences importantes subsistent entre les deux pays. Dans la presse kenyane, l'association génériques/contrefaits va dans les deux sens : lorsqu'il est question de contrefaçon, les génériques sont souvent évoqués, et lorsqu'il est question de génériques, la contrefaçon est un thème fréquemment associé. Ce n'est pas le cas dans la presse indienne qui, si elle met en avant les génériques dans le débat sur la contrefaçon – notamment pour dénoncer les amalgames –, n'associe pas les deux questions. La confusion est donc plus fréquente dans la presse kenyane que dans la presse indienne. Mais dans les deux pays on trouve des articles qui maintiennent dans un flou artistique le lien entre médicaments génériques et médicaments contrefaits. Ainsi on peut lire dans un journal kenyan : « Les soins médicaux de par le monde sont à des tarifs prohibitifs, et de nombreuses personnes se tournent de façon croissante vers les médicaments génériques et les traitements à base de plantes. En conséquence, des marchands peu scrupuleux prospèrent sur cette impossibilité à réformer le système, en vendant des médicaments contrefaits présentés comme authentiques. »

Et dans la presse indienne : « La complexité de la chaîne d'approvisionnement des contrefaçons a augmenté. Cela est dû en particulier à l'émergence de réseaux basés sur Internet et sur des systèmes de paiement transnationaux, pour approvisionner en génériques et en principes actifs depuis des pays ne respectant pas les brevets qui convertissent ces produits médicaux en contrefaçons. »

L'association contrefaits/génériques n'est pas uniquement fondée sur une coprésence mais également sur la production d'un effet de flou. Les médicaments génériques ne sont certes pas présentés comme des médicaments contrefaits, mais leurs existences sont étroitement liées. Dans un cas, ils sont les symptômes du renoncement des consommateurs aux médicaments de marque, les « originaux ». Dans l'autre, les génériques peuvent être convertis en médicaments contrefaits d'une manière non explicitée, mais qui a partie liée au non-respect des brevets.

De cette manière, la presse participe au tournant sécuritaire, non seulement en ayant recours au champ sémantique de la criminalité, de l'action policière, des enjeux économiques et de la propriété intellectuelle, mais aussi en entretenant la confusion entre médicaments génériques et contrefaits.

Détecter, mesurer, qualifier l'illicite

Un enjeu central est d'identifier et de qualifier le problème. La santé publique internationale, la médecine tropicale, la pharmacologie, l'épidémiologie et la chimie analytique ont contribué à faire connaître les enjeux des médicaments illicites. Les sciences, parées de leur légitimité, ont appliqué leur savoir-faire à la caractérisation des médicaments illicites. Mais face aux difficultés méthodologiques soulevées par le problème – qui, de par sa nature illicite, se soustrait à l'enquête –, il n'est pas certain que leur contribution ait constitué un apport impartial et objectif.

La caractérisation du problème dans les revues académiques se trouve dans trois types de textes : des « opinions », des articles sur les technologies de détection et des enquêtes sur la prévalence des faux médicaments selon les zones géographiques. Les « opinions » n'ont pas le statut d'articles scientifiques, même si ces textes sont publiés dans la presse spécialisée ; ils diffèrent peu de la presse généraliste. Ils permettent néanmoins de mieux saisir comment le problème de l'illicite a fait son entrée dans le champ scientifique. C'est avec un article publié en 1992 par Martijn ten Ham, alors chef de la Drug Safety Unit de la division du Drug Management and Policies de l'OMS (et cheville ouvrière de l'entrée de la thématique dans les préoccupations de cette organisation), que la contrefaçon a pris de l'importance[32]. Au cours des années 1990, des publications ont commencé à aborder le problème des médicaments illicites, d'abord à partir des pays en développement. Au début des années 2000, les interventions se sont multipliées dans la presse spécialisée. La plupart des articles – mobilisant faits divers et enquêtes – sont en faveur d'une régulation plus forte. Ils font rarement un usage précis de notions comme « sous-standard », « faux » ou « contrefait », et les termes sont souvent employés de manière complémentaire lorsqu'ils ne sont pas substitués l'un à l'autre.

La deuxième catégorie d'articles porte sur les enjeux de la détection des médicaments illicites et des méthodes permettant de distinguer médicaments authentiques et falsifiés. Ces articles, peu nombreux avant les années 2000, se sont multipliés à partir de 2005-2006, avec la présentation de résultats d'analyses de biochimie ou de chimie analytique. Ils témoignent de la structuration d'un courant scientifique à la recherche de solutions techniques d'identification de l'authenticité des médicaments. Les principales techniques mobilisées sont la chromatographie en phase liquide et la spectrométrie de masse, mais des articles proposent également des techniques différentes, comme la spectrométrie Raman qui conserve le médicament intact. Ces recherches ont pour objet de fournir des outils de contrôle des médicaments qui soient efficaces, bon marché et aussi mobiles que possible. Elles marquent un intérêt renouvelé pour la lutte contre l'illicite grâce à des outils de détection. Elles mettent aussi en avant l'importance des technologies propriétaires, telles que le « minilab » (un dispositif permettant de mener de premiers tests lors d'une intervention sur site) ou le « truscan » (un dispositif portatif de spectrométrie Raman). Ce courant de recherche a joué au cours des années 2000 un rôle grandissant dans la définition du problème public des médicaments illicites.

Les enquêtes de prévalence constituent une troisième catégorie d'articles. Elles apparaissent à la fin des années 1990. Jusqu'à cette date, les données disponibles étaient souvent des estimations ou des évaluations réalisées à la suite d'opérations de saisies. Les enquêtes consistent à évaluer la quantité de médicaments faux, sous-standards ou contrefaits, en circulation sur un marché donné. L'enquête peut avoir lieu sous forme d'entretiens et se contenter d'estimations ou de représentations du problème ; dans d'autres cas, un échantillon fait l'objet d'une analyse chimique. Le principal problème méthodologique concerne alors les méthodes d'échantillonnage (comment sont collectés les médicaments ?) et les méthodes d'analyse (sur la base de quels critères et techniques d'analyse les chercheurs évaluent-ils la nature des médicaments de l'échantillon ?), liées aux définitions retenues des objets à analyser. Parfois, l'échantillon sélectionné sur la base d'un soupçon entraîne les auteurs, prudents, à ne pas produire de chiffres et à déconnecter leur travail d'une évaluation de la prévalence[33]. Mais ce n'est pas toujours le cas. Une enquête prétend par exemple que 38 % des médicaments alternatifs sont adultérés par la présence de corticostéroïdes, alors que l'échantillonnage a été constitué à partir de médicaments soupçonnés par les patients ou les médecins de contenir ces substances[34].

Les milieux de la recherche sont conscients des difficultés méthodologiques soulevées et du manque de rigueur qui en résulte[35]. Ainsi une revue de la littérature identifie, à partir de critères restrictifs, une cinquantaine d'enquêtes menées par échantillonnage, et souligne la faiblesse des méthodologies employées dans la majorité des cas ainsi que les confusions entretenues entre médicaments sous-standards et médicaments contrefaits[36]. Néanmoins, toutes ces études produisent des chiffres sur la quantité de médicaments illicites en circulation dans un pays ou une région du monde. Le risque est grand de les voir repris et légitimés du sceau de la « Science ».

L'imposition du cadrage sécuritaire

L'évolution des définitions de la contrefaçon dans le cadre de l'OMS, la confusion entre génériques et contrefaits dans la presse généraliste, la production croissante de données par les scientifiques indiquent un renouveau d'intérêt pour les médicaments illicites depuis le début des années 1990. Par ailleurs, les organisations internationales, la presse et le champ scientifique n'obéissent pas à une logique uniforme. Chacun a ses propres enjeux mais fournit des « éléments de cadrage » du problème. Pour comprendre alors comment le cadrage sécuritaire s'est imposé, il faut tenir compte des multiples points de rencontre entre ces différents discours – circulations des termes, des définitions, des chiffres et des qualifications dans différents espaces – et des investissements stratégiques dont ils ont fait l'objet.

Ces circulations ne sont pas exemptes de distorsions. Si l'on se penche par exemple sur les sources des chiffres produits sur les contrefaçons, on constate une opération de manipulation évidente des données par certains acteurs. L'un des exemples les plus frappants de cet exercice de surestimation appuyé sur l'autorité d'acteurs reconnus se trouve dans un rapport publié en 2012 par Management Sciences for Health (MSH), l'opérateur technique de l'USAID au Kenya. Les chiffres sont repris avec leurs sources précises[37] : « Les médicaments contrefaits constituent une menace croissante dans le monde, et représentent jusqu'à 75 milliards de dollars de vente en 2010*. L'OMS estime que plus de 30 % des médicaments en vente dans certaines régions d'Afrique peuvent être contrefaits**. Au Kenya, les médicaments contrefaits vendus chaque année représenteraient de 65 à 130 millions de dollars***[38]. »

Les sources mises en avant – OMS et USP (institution qui fixe les normes pharmaceutiques aux États-Unis) – sont des institutions de référence en matière de santé et confèrent leur légitimité et leur autorité aux chiffres avancés. En réalité, si l'on se réfère aux documents sources, les « 75 milliards de dollars » ne relèvent pas d'une estimation de l'OMS mais d'un groupe américain financé par l'industrie pharmaceutique, qui est seulement cité dans un rapport de l'OMS. De même, l'estimation selon laquelle 30 % des médicaments pourraient être contrefaits provient d'un rapport du groupe IMPACT, et non de l'OMS elle-même, qui a fini en 2012 par se désolidariser de cette association. La troisième partie du paragraphe attribue à l'US Pharmacopeia une estimation du nombre de médicaments contrefaits vendus au Kenya chaque année.

La publication de l'US Pharmacopeia est en réalité une revue de presse qui reprend un article du journal nigérian *Business Day*. Le rapport de MSH est ainsi un condensé de pratiques de mauvaise attribution de sources, légitimant les estimations de groupes industriels en les faisant passer pour des analyses d'institutions de référence, comme l'OMS ou l'US Pharmacopeia.

Cette distorsion récurrente des sources, consistant à attribuer des données produites pas l'industrie à des institutions de santé de référence, participe du cadrage du problème des médicaments illicites. Elle est liée au « besoin » de chiffres nécessaires pour alimenter les discours sur l'importance du problème, comme le souligne un acteur du secteur privé de la sécurité pharmaceutique : « Nous, on utilise plein de chiffres aussi, je vous assure que certains ils sont... hum... mais on les utilise également. Parce que derrière quand vous êtes en train de faire de l'information, d'aller voir les autorités ou je ne sais trop qui, et bien ils veulent du chiffre. Si vous ne leur dites pas : un médicament sur deux est contrefait sur Internet, ou : dix pour cent du commerce mondial, ou : 5 à 7 %... vous voyez ce que je veux dire ? Mais c'est comme ça ! [...] Les gens ont besoin de chiffres ou de dangerosité. Ça fait réagir les médias, ça fait réagir les politiques[39]. »

Certains acteurs s'emparent stratégiquement des définitions disponibles et de leurs conséquences implicites afin de renforcer des conceptions favorables à des droits de propriété intellectuelle forts. Ils jouent ainsi de la superposition des thématiques de santé, de commerce et de législation, ce qui produit une mise en concurrence de différents systèmes de valeur. Cette superposition s'observe par exemple dans le rapport de la conférence *Opinion Formers' Conference on Counterfeit Medicines* (coorganisée le 26 octobre 2009 à Londres par le Wellcome Trust et l'American Pharmaceutical Group)[40]. Ce rapport entremêle différentes positions. Il commence par reprendre la définition de la contrefaçon donnée par WHO/IFPMA en 1992[41]. Il distingue ensuite les termes « générique », « contrefait » et « sous-standard ». Le rapport reconnaît que la proportion de contrefaçons est plus faible que celle de médicaments sous-standards, tout en affirmant que les risques associés aux médicaments contrefaits sont « considérablement plus élevés », d'où un impact général plus important. Cela donne en apparence une priorité aux enjeux de santé. Ensuite, le rapport propose de séparer les enjeux de propriété intellectuelle des enjeux de santé : « La propriété intellectuelle peut être entièrement séparée de la discussion sur les médicaments contrefaits. Bien que les droits commerciaux et de propriété intellectuelle soient d'importants facteurs pour l'accès aux produits pharmaceutiques, ils peuvent être distingués du débat sur la production criminelle et la distribution de médicaments contrefaits. »

Cette remarque vient souligner de nouveau l'importance attribuée aux enjeux de santé. Pourtant, immédiatement après, le rapport reconnaît le rôle que la propriété intellectuelle peut jouer dans la lutte contre la piraterie pharmaceutique, ce qui redirige le débat vers des enjeux commerciaux : « Comme les contrefacteurs font passer leurs produits pour ceux de quelqu'un d'autre, ils enfreignent le droit des marques ; la contrefaçon de médicaments est un des courants d'une industrie plus large de la "piraterie". En pratique, l'infraction au droit des marques peut être employée pour lutter contre le commerce de médicaments contrefaits[42]. »

Ce type de rhétorique superpose les enjeux de santé, les enjeux de commerce et les enjeux légaux. Elle légitime des intérêts privés sous couvert de santé publique et favorise l'importation dans le champ de la santé publique d'outils habituellement utilisés dans la sphère commerciale.

Un autre effet de cadrage est la formulation du problème de la qualité à travers le prisme de l'authenticité et de la propriété. Le rapport intitulé *Keeping It Real* en donne un bon exemple. Les auteurs identifient parmi les causes principales de la contrefaçon la difficulté à informer les consommateurs sur la qualité. Ils expliquent : « En principe, les fabricants capables de donner des marques de la qualité de leurs produits devraient disposer d'un avantage compétitif. [...] C'est l'une des fonctions principales de la marque. Mais pour signaler efficacement la qualité, les fabricants doivent être capables d'assurer que leurs marques ne sont pas contrefaites. Le mécanisme principal qui le permet est l'enregistrement et la protection des marques[43]. »

Plus loin, les auteurs insistent sur le rôle rempli par les technologies de préservation de l'identité et réaffirment que « la cause la plus fondamentale de l'expansion des faux médicaments dans les pays les moins développés a été l'incapacité des fabricants à protéger l'identité de leurs produits[44] ». De ce fait, ils recadrent les enjeux de qualité et de santé comme des enjeux d'identité qui pourraient être pris en charge grâce à des technologies d'authentification. Cette association entre qualité, identité et marque est de plus en plus fréquente, et c'est devenu une des caractéristiques majeures du discours anti-contrefaçon.

Les circulations de chiffres, de définitions et les stratégies de reformulation des enjeux jouent un rôle clé dans le déplacement du problème, car elles ne restent pas cantonnées à un espace délimité mais façonnent le contexte du travail réglementaire. Elles accompagnent une série de textes : lois (la loi anti-contrefaçon au Kenya, avec des projets similaires en Ouganda et dans l'Union est-africaine), conventions (Medicrime dans l'Union européenne) et accords multilatéraux (ACTA). Ces textes poursuivent une grande variété d'objectifs, ciblent des contextes géographiques, économiques et sociaux différents, et sont plus ou moins contraignants, mais leur objectif commun est de réguler les marchés et de combattre la prolifération de produits contrefaits. L'affinité entre les termes employés, les définitions adoptées, les chiffres produits, les interprétations apportées au problème d'un côté et le travail réglementaire de l'autre créent une situation performative. La reformulation du problème des médicaments illicites est suivie d'une inscription juridique réglementaire contraignante dans des textes de lois, des conventions et des accords commerciaux. Il faut noter que certaines personnes ont joué un rôle particulier dans la détermination du problème. Michèle Forzley – spécialiste du droit de la santé, directrice d'un cabinet de conseil aux nombreux clients privés, promotrice de droits de propriété intellectuelle forts – se trouve être aussi la rédactrice du rapport qui a servi de base de travail à l'OMS[45]. Le lobbyiste Roger Bate, économiste appartenant au groupe de réflexion néoconservateur American Entreprise Institute, a, quant à lui, consacré de nombreuses publications aux médicaments contrefaits qui sont souvent reprises[46]. Aux niveaux institutionnel et gouvernemental, des stratégies d'influence sont également mises en œuvre dans le processus de recadrage : l'une des critiques de la loi kenyane sur la contrefaçon a porté sur le fait qu'elle était le résultat de pressions de groupes industriels (notamment la Kenya Association of Manufacturers) sur le gouvernement et l'assemblée kenyane. De telles stratégies de lobbying ont permis au discours anti-contrefaçon de s'imposer au sein des institutions[47].

C'est à travers ce processus de circulations discursives que le problème des médicaments illicites s'est vu reformulé suivant une approche sécuritaire – et l'on voit donc que les stratégies commerciales n'ont été que l'un des éléments d'une reconfiguration plus vaste qui a affecté les préoccupations de santé publique. La redéfinition de la contrefaçon dans le cadre de l'OMS, les confusions médiatiques entre médicaments contrefaits et génériques, la production croissante de données dans le champ académique témoignent du renouvellement de l'intérêt pour les médicaments illicites, à travers une acception élargie et une approche plus répressive. Mais surtout, l'instauration d'une approche sécuritaire a été rendue possible par la circulation des discours et des savoirs produits dans ces arènes, et par leur instrumentalisation, souvent en fonction d'intérêts économiques et financiers. Cette approche consiste d'abord à surestimer les pratiques de malfaçon pharmaceutiques, grâce à une redéfinition extensive de ces pratiques et par la production de données. Elle implique également une criminalisation des pratiques non conformes et l'association des forces policières aux pratiques de régulation. Le tournant sécuritaire, par la redéfinition qu'il impose du problème des médicaments illicites, entraîne enfin une confusion entre enjeux commerciaux et de santé publique. Une telle confusion sert certains acteurs qui, sous couvert de protéger la santé publique, imposent une conception de la régulation pharmaceutique favorable à leurs intérêts privés.

Mais il a d'abord été question ici de discours, de savoirs, de textes de régulation. Cette dimension discursive ne constitue cependant qu'une partie des transformations auxquelles on a assisté. La matière discursive irrigue le champ des pratiques – mais les secondes ne sont aucunement l'expression immédiate de la première. Il faut donc à présent se tourner vers la dimension matérielle du tournant sécuritaire : comment affecte-t-il l'activité de contrôle des médicaments ?

5

L'EXERCICE DU CONTRÔLE PHARMACEUTIQUE

Performances de sécurité

Entre octobre et décembre 2008, quatre cargaisons de médicaments génériques indiens furent saisies par les douanes hollandaises[1]. L'une d'elles, destinée au Brésil, contenait du losartan potassium produit par Dr Reddy's Laboratories, l'un des plus gros producteurs indiens. Le losartan n'est breveté ni en Inde ni au Brésil[2]. La cargaison était retenue par les douanes à la demande d'une entité anonyme sur la base d'un soupçon d'infraction au droit des brevets. Selon le dénonciateur, il était possible que la cargaison soit destinée non pas au Brésil comme indiqué, mais au marché européen où un médicament original, le Cozaar, était protégé par un brevet détenu par DuPont en Hollande. Une fois la preuve faite que la cargaison était seulement en transit dans l'Union européenne, elle fut relâchée. En mai 2009, une cargaison d'amoxicilline, en provenance d'Inde et destinée au Vanuatu, fut saisie lors de son transit par Francfort en Allemagne sur la base d'un soupçon des autorités douanières de contrefaçon de marque. La cargaison fut relâchée lorsque GSK, propriétaire du brevet original de l'Amoxil (nom de marque du médicament), reconnut l'absence d'infraction.

Ces cas diffèrent. Les saisies ont eu lieu sur la base d'un soupçon de violation de brevet (losartan potassium) ou de violation de marque (amoxicilline). Dans un cas, les douaniers ont effectué la saisie à partir d'une dénonciation anonyme, dans l'autre, c'est au moment du contrôle qu'un douanier soupçonneux a demandé la saisie. Le losartan a été rappelé en Inde par l'expéditeur ; l'amoxicilline a poursuivi son voyage vers le Vanuatu. Il est néanmoins difficile de ne pas reconnaître la très forte similarité entre ces événements. Les saisies sont le résultat de la législation européenne qui accorde une grande importance à la propriété intellectuelle, au transit de médicaments par les ports européens en raison des faibles coûts de transport, au pouvoir des douanes de contrôler les marchandises suspectes. Par leurs différences, mais aussi par leurs similitudes, ces cas illustrent comment, alors même que le cadre légal du pays producteur et du pays destinataire permet la transaction d'un produit, le transit par l'Union européenne affecte le statut, la légitimité et la valeur d'un médicament. Ils témoignent aussi de la contingence et de la variabilité de la « performance de contrôle » – définie comme la rencontre d'un objet avec un cadre réglementaire, une procédure d'interprétation et une intervention individuelle ou collective.

Ces cas mettent en évidence la nécessité de tenir compte des techniques d'application qui accompagnent et relaient les textes réglementaires ; le jeu qui existe entre le règlement et son interprétation peut conduire à des issues différentes. Il faut donc tenir compte des situations où s'ancrent les pratiques de contrôle pour mesurer le tournant sécuritaire et son impact sur les circulations pharmaceutiques.

Épreuves de contrôle

Selon l'OMS, la qualité d'un médicament recouvre d'une part son efficacité et son innocuité, d'autre part sa conformité aux spécifications (identité, activité, pureté et autres caractéristiques)[3]. Il s'agit pour les autorités et les acteurs du marché d'assurer la qualité des produits à travers différentes procédures contraignant l'organisation du marché. Un médicament doit disposer d'une autorisation de mise sur le marché délivrée par les autorités nationales et être enregistré; tout fabricant ou distributeur doit détenir une licence d'activité et être enregistré. Les produits doivent respecter les spécifications déterminées par la pharmacopée, et les manières de produire, distribuer ou stocker doivent suivre des règles de bonne pratique dont la validité peut être nationale ou internationale. Ces obligations font l'objet de contrôles à des moments déterminés mais aussi de manière aléatoire. Le contrôle de qualité porte principalement sur la conformité aux spécifications. Plus généralement, garantir la qualité des médicaments implique de mettre en place un « système d'organisation et de surveillance du processus tout entier, depuis l'acquisition d'une substance pharmaceutique jusqu'à sa transformation en un produit fini mis à la disposition du consommateur[4] ». Le système a trois dimensions : juridique (législation sur le médicament), réglementaire (cadre d'action de l'organe national de contrôle concernant notamment l'homologation des médicaments, la délivrance de licences, les pratiques d'inspection), technique (normes qualité, tests et règles de bonne pratique). Les acteurs engagés dans ces activités sont les fabricants, les distributeurs, les autorités de réglementation.

Il existe trois formes principales de contrôle qui peuvent partiellement se recouper : l'inspection (qui porte sur la conformité des produits et/ou des activités professionnelles engagées dans la production et la distribution), l'analyse (de la documentation et de la qualité en laboratoire) et l'évaluation *ex post* des effets des médicaments. Du point de vue d'une sociologie des sciences attentive aux pratiques, l'activité de contrôle (inspection, analyse, signalement *ex post*) repose sur une série d'opérations dont l'objectif principal est d'assurer l'intégrité des circulations pharmaceutiques, mais dont les déclinaisons particulières portent chaque fois des conceptions spécifiques de ce qui constitue une circulation légitime. L'inspection contrôle la conformité de l'appareil de circulation (contrôle des sites et des pratiques), l'analyse contrôle la conformité des produits, le signalement contrôle la conformité des effets. Ainsi, l'inspection, l'analyse et le signalement *ex post* constituent des « épreuves » au sens de la sociologie pragmatique : elles sont contingentes car elles reposent sur un équilibre dynamique entre des paramètres juridiques, réglementaires, techniques, des trajectoires de produits et des interventions des acteurs[5].

Les rapports entre les institutions qui assurent ces tâches ne s'inscrivent pas dans un schéma fixé une fois pour toutes. Ils sont dynamiques, nourris par des conceptions divergentes du contrôle et par une concurrence pour l'accès à des ressources. Au Kenya, par exemple, une forte concurrence oppose le Pharmacy and Poisons Board (PPB) et le Laboratoire national d'analyse (National Quality Control Laboratory – NQCL) qui en dépend tout en gardant une marge d'autonomie. Le PPB a été créé en 1957. À l'époque, la loi ne spécifiait pas comment les tests devaient être réalisés. Le Laboratoire national a été créé plus tard, en 1992. En principe, les activités du NQCL doivent être rapportées au PPB, mais le texte ne précise pas les modalités de ces rapports. D'un point de vue légal, le NQCL est donc un corps semi-autonome ; dans les faits, le NQCL est largement indépendant du PPB. Les deux institutions sont dans un rapport de concurrence car leurs mandats se chevauchent. Le NQCL a pour mission d'analyser les substances médicales et de délivrer les certificats de bonne pratique de fabrication ; le PPB délivre quant à lui des licences aux firmes de production et de distribution. De plus, en 1981 et 1991, avec l'émergence des bonnes pratiques de fabrication sur la scène nationale, le PPB a eu la possibilité de mener des inspections de contrôle. La concurrence entre les deux institutions vient d'abord du manque de précision législative. Dans d'autres pays, le PPB et le NQCL sont une même institution.

À partir de 2011-2012, le NQCL a demandé au ministère de pouvoir mener les inspections de manière conjointe, ce que le PPB a refusé. Le NQCL a argué du fait que son contrat de performance ne pouvait pas être honoré s'il ne participait pas aux inspections, et une bataille légale s'en est suivie. En 2016, le NQCL a commencé à mener des inspections parallèlement au PPB[6]. Les enjeux sont d'abord économiques, puisque les institutions tirent un bénéfice financier des inspections. Ils sont également liés à des différences de conception du travail de contrôle et à des accusations réciproques entre les deux institutions qui ne disposeraient pas des compétences adéquates (laboratoires, technologies) pour analyser les médicaments. Ils sont enfin liés aux accusations de corruption portées contre le PPB. Certains espèrent pourtant résoudre le conflit en modelant les institutions sur la FDA américaine – ce qui devrait arriver « dans les deux ou trois prochaines années », selon un membre du NQCL[7]. Le conflit entre PPB et

NQCL illustre les enjeux de maillage du contrôle : ils ne sont pas seulement institutionnels, mais aussi juridiques, réglementaires et techniques : chaque institution défend une conception du contrôle, et les méthodes employées traduisent des conceptions différentes de ce qui distingue les circulations légitime et illégitime : le NQCL privilégie ainsi les tests de qualité, et le PPB le respect des processus administratifs d'enregistrement.

La situation kenyane montre donc les dynamiques inter-institutionnelles qui affectent les épreuves de contrôle.

Le contrôle privatisé

L'Inde comme le Kenya disposent d'autorités de régulation nationales : le Central Drugs Standard Control Organization (CDSCO) et les autorités administratives des différents États en Inde, le Pharmacy and Poisons Board au Kenya. Ces institutions enregistrent les nouveaux médicaments, délivrent des licences aux producteurs, détaillants, importateurs et grossistes, collectent de l'information grâce à un système de pharmacovigilance. En Inde, l'autorité centrale attribue les autorisations pour les nouveaux médicaments, mais les autorités d'un État (au Gujarat, la Food and Drug Control Administration – FDCA –, par exemple) peuvent autoriser des fabricants et mener des inspections avec ou sans les autorités nationales. La question de leur unification est d'ailleurs débattue depuis les années 1970[8]. Par ailleurs, l'Inde comme le Kenya disposent de laboratoires d'analyse homologués nationalement. En Inde, cinq laboratoires « centraux » et deux laboratoires régionaux permettent de tester les médicaments ainsi que

28 laboratoires au niveau des États[9] ; au Kenya, le seul laboratoire public homologué est le NQCL. Ces laboratoires sont chargés d'analyser les médicaments. Enfin, les douanes indiennes et kenyanes doivent contrôler leur circulation. Leur tâche consiste à analyser la documentation et à inspecter les containers ; elles contribuent au contrôle en analysant la conformité des marchandises aux spécifications des dossiers qui les accompagnent.

Le manque d'effectifs, le sous-équipement et l'insuffisance des pratiques d'inspection sont fréquemment pointés du doigt. En 2011, en Inde, 264 personnes étaient chargées de cette tâche, un chiffre considéré comme très faible au regard du nombre de laboratoires de fabrication. Le nombre de postes vacants, notamment d'inspecteurs, était important : une centaine de postes étaient à pourvoir[10]. Le manque d'inspecteurs du médicament, aussi bien au niveau central qu'à celui des différents États, est fréquemment rappelé : leur nombre total était de 846 alors que, suivant les estimations des autorités américaines ou du rapport Mashelkar sur la régulation pharmaceutique en 2003, il en aurait fallu entre 2 500 et 3 200[11]. Au Kenya, en 2012, le département d'inspection des bonnes pratiques de fabrication employait 6 inspecteurs pour auditer environ 40 fabricants locaux et plus de 1 000 firmes étrangères[12]. Le département d'inspection des bonnes pratiques de distribution employait 57 personnes pour surveiller tout le secteur de la distribution (grossistes et officines, y compris les hôpitaux)[13].

Un grand nombre d'acteurs du secteur privé se saisissent de cet argument pour justifier l'intervention d'entreprises privées dans l'activité de contrôle. C'est ce qu'explique Robert, responsable de la sécurité d'une grande firme pharmaceutique européenne au Kenya : « Rien n'arrive ici avec la mention "médicaments". Ça arrive dans des containers qui sont étiquetés "meubles, tapis", etc. mais jamais "produits pharmaceutiques". Ici, sur 16 000 containers, ils en contrôlent quatre ! Ils font comme dans la comptine, am stram gram… De toute façon, même dans des ports comme Amsterdam, on contrôle seulement 5 à 10 % des containers. […] Quand vous avez un cordon sanitaire et que les choses passent quand même, alors vous avez besoin d'une seconde ligne pour gérer les problèmes. C'est là que nous intervenons[14]. »

Les promoteurs d'une privatisation de la sécurité, et notamment les cadres des entreprises pharmaceutiques des Nords, adressent parfois des critiques virulentes aux autorités nationales qu'ils accusent de ne pas remplir correctement leur tâche. Les formes de contrôle nationales sont mises en cause pour leur manque de moyens et d'organisation, leur incompétence, voire leur corruption. Au cours d'un entretien, un acteur de l'industrie à Nairobi manifeste peu d'égards envers l'autorité kenyane de régulation en lui attribuant la responsabilité du développement des médicaments de contrefaçon : « Le problème des médicaments contrefaits a augmenté pendant les dix à quinze dernières années. À cause d'un environnement faiblement régulé. Et quand je dis faiblement régulé, la régulation c'est le PPB. La manière dont cette agence est constituée, la faiblesse de sa gouvernance, sa dépendance envers le gouvernement… Le président du comité est le directeur des services médicaux, le P.-D.G. de ce comité est le pharmacien en chef, donc il joue deux rôles à la fois, et son chef est le président… d'où tout le problème de la corruption… [Pour] l'importation de médicaments dans ce pays, il y a un règlement très clair. […] Mais ce règlement est bafoué et comme le régulateur ne fait pas bien son boulot, c'est de là que vient le problème de la contrefaçon[15]. »

Ce contexte vient justifier que l'exercice de contrôle ne soit pas un monopole d'État et relève de partenariats public-privé et privé-privé, un phénomène déjà analysé pour les autorités douanières par l'anthropologue Brenda Chalfin[16]. Les fabricants, distributeurs et grossistes effectuent des contrôles (auto-inspections) sur la qualité des matériaux qu'ils utilisent et des biens qu'ils produisent ou distribuent. Ces activités peuvent être sous-traitées à d'autres acteurs privés. Certaines firmes de production kenyanes recourent aux services d'acteurs privés indiens pour réaliser des contrôles sur la qualité des matières premières qu'elles importent d'Inde. Aux interventions des acteurs étatiques et privés nationaux il faut ajouter celles des acteurs internationaux : la Food and Drug Administration américaine dispose d'un bureau en Inde depuis 2009, et en décembre 2015 trois employés à plein temps réalisent des inspections (sans compter les inspecteurs envoyés régulièrement)[17]. De plus, des organisations internationales (OMS), des agences de développement (USAID, GIZ), des autorités de standardisation (US Pharmacopeia) et diverses firmes ou organisations privées contribuent au contrôle, soit en participant à la mise en place d'institutions étatiques, soit en menant des auto-inspections sur leurs propres chaînes de distribution.

La privatisation de la performance de contrôle est exacerbée par l'apparition d'acteurs privés ou de partenariats public-privé – comme l'Institut de recherche anti-contrefaçon de médicaments (IRACM) – qui exercent un rôle croissant dans la formation, la détection et les opérations de saisies. En juin 2015, l'IRACM participait au premier atelier franco-indien à destination des forces de police, des autorités de régulation pharmaceutiques et des douanes indiennes, consacré au combat contre les médicaments contrefaits[18] ; en septembre 2016, cet institut prenait part avec l'Organisation mondiale des douanes et la Kenya Revenue Authority à des journées de formation à Mombasa (Kenya), destinées aux autorités douanières de seize pays d'Afrique[19]. L'IRACM est pourtant un organisme privé créé en 2010 avec le soutien financier de Sanofi. Il est engagé dans des partenariats avec des organisations internationales (l'Organisation mondiale des douanes, Interpol), des institutions publiques (l'université Panthéon Assas à Paris, le ministère français des Affaires étrangères), des organisations représentant des intérêts privés (l'International Federation of Pharmaceutical Manufacturers and Associations). Il a collaboré avec l'Organisation mondiale des douanes dans le cadre d'opérations policières (Vice Grips 2 en 2012, Biyela en 2013), avec l'université d'Assas pour mettre en œuvre une formation sur la criminalité pharmaceutique, avec l'IFPMA pour la campagne de communication *Fight the fakes* (« Combattre les faux »). Son approche privilégie le respect de la propriété intellectuelle, les interventions policières et la formation des autorités douanières et policières au thème de la lutte contre la contrefaçon.

Au niveau des États, cette tendance à la privatisation de la lutte anti-contrefaçon se manifeste par la mise en place de partenariats public-privé et d'institutions dans lesquelles les acteurs du marché jouent un rôle clé. Au Kenya, c'est le cas de l'Agence anti-contrefaçon. La loi qui a permis sa création redistribuait les compétences en lui accordant la possibilité d'intervenir dans le contrôle des médicaments, alors que c'était jusque-là une prérogative exclusive du Pharmacy and Poisons Board. Ses inspecteurs avaient désormais toute latitude pour saisir des biens, arrêter des personnes sur la base d'un soupçon de contrefaçon – à condition d'être accompagnés d'inspecteurs du PPB. La loi définit les peines de prison et les amendes pour les contrevenants. Parmi les seize membres du bureau de l'Agence, deux représentants du secteur privé sont nommés par le ministre de l'Industrie pour leurs compétences sur la propriété intellectuelle et la protection des consommateurs.

Les détracteurs de cette tendance à la privatisation l'interprètent en termes de transfert de coûts. L'intrusion des firmes privées et le développement des PPP résulteraient moins de la faiblesse des autorités compétentes que de la volonté de faire supporter à l'État le coût de la défense des intérêts des propriétaires de marques. C'est ce qu'affirme un avocat ayant participé au procès contre la loi kenyane : « Il y a une tendance globale à renforcer les droits de propriété intellectuelle et à minimiser le coût de leur protection [pour les firmes privées], notamment en transférant ce coût aux gouvernements. La loi anti-contrefaçon est l'exemple d'une tentative pour faire valoir des droits privés à travers des moyens publics. ACTA est un autre exemple[20]. »

D'un côté, ce mécanisme de transfert permet à des firmes privées de faire supporter par l'État les coûts induits par la défense de leurs intérêts commerciaux (ainsi l'Agence anti-contrefaçon kenyane met-elle à disposition des fonctionnaires pour traquer les infractions au droit de propriété intellectuelle qui affectent les intérêts de quelques firmes dominant le marché). De l'autre, le développement des partenariats public-privé permet aux firmes privées d'investir le champ du contrôle en devenant force de proposition et en collaborant avec les autorités. Elles ont ainsi l'occasion d'infléchir les conceptions et les pratiques du contrôle pour les rendre plus conformes à leurs intérêts. L'État prend en charge les intérêts des entreprises sous couvert d'intérêt général. Le secteur privé bénéficie en outre de l'autorité étatique pour mener ses actions dans un cadre partenarial. La privatisation du contrôle, à travers ce double transfert, induit une évolution pour la pratique, qui permet de parler de « policiarisation » du contrôle. Tous les États ne sont pas uniformément affectés : le gouvernement indien n'est ainsi pas doté d'une telle agence anti-contrefaçon.

Le contrôle policiarisé

Le premier souci de la sécurité pharmaceutique quand elle est assurée par les multinationales est le respect de la propriété intellectuelle et du droit des marques, et non pas la nécessité d'assurer l'accès à des médicaments de qualité – ce qui n'empêche pas les multinationales de mobiliser l'argument de la santé publique. C'est ce qu'indique Robert, le responsable de la sécurité : « Les chiffres évoqués sont de 30 % et plus pour les médicaments contrefaits ou sous-standards. Moi je ne m'intéresse pas aux médicaments non conformes aux normes, parce que ce n'est pas dans mes attributions. Mon travail, c'est de regarder les médicaments qui trompent délibérément le public et copient les marques des autres, en tentant de se faire passer pour nos produits[21]. »

Comme c'est prévisible, les marques conçoivent la sécurité pharmaceutique comme la défense de leurs intérêts et non comme la poursuite d'un objectif général de qualité. Du coup, les méthodes de protection auxquelles elles recourent présentent des similarités avec l'inspection pharmaceutique tout en s'en distinguant sous plusieurs aspects. Le récit d'un détective privé ayant travaillé pour une grande marque pharmaceutique européenne éclaire cette démarche[22]. Son explication met d'abord en évidence la nature économique de l'intérêt défendu : « Nous, on maintient une surveillance autour des ports, de façon à pouvoir dire quand les produits [contrefaits] sont livrés et où ils se dirigent. Alors on peut mettre en place une stratégie pour les attraper. Parce que, en fin de compte, on est payé pour attraper des produits contrefaits. »

La suite de son explication souligne l'intrication des intérêts publics et privés qui passe par des relations interpersonnelles et est à l'origine de collaborations. Quand on lui demande s'il a le droit de saisir des marchandises, il répond : « Non, on saisit en présence de la police. On facilite la saisie. Au port, on cherche des officiers de douane sympas, pour travailler avec eux. Ils vont nous faire passer des informations, et à ce moment on peut faire une demande officielle pour que le container soit arrêté. Tout ce que l'on fait à ce stade, c'est d'assister les officiers pour dire : oui c'est authentique, non c'est contrefait. Alors à partir de là il devient possible de faire la saisie. »

Son histoire met surtout en avant la proximité des pratiques d'inspection mobilisées par les forces privées et publiques en matière d'échantillonnage et d'analyse : « Une fois que les biens ont été saisis, il y a une procédure qui est définie par la loi anti-contrefaçon : s'il y a une livraison suspecte dans un port, alors le propriétaire de la marque dépose formellement une plainte à l'Agence, qui lui donne l'autorité pour participer à la vérification de cette livraison. Pour que le propriétaire de la marque ou son représentant soient présents le jour de la vérification. Après ça, c'est de l'observation, nous sommes capables de dire si le produit présente des indices de contrefaçon. Et on demande un échantillon, qu'il faut payer à l'Agence. Puis on l'envoie au client pour une analyse technique et un rapport. »

Enfin, son histoire témoigne de la visée policière de l'inspection, puisqu'il s'agit avant tout de mettre fin à la « concurrence déloyale » exercée par les produits de contrefaçon : « Le rapport sera utilisé par l'Agence pour lancer les poursuites. La loi dit que si l'Agence ne lance aucune procédure dans les quatre-vingt-dix jours, alors l'importateur peut récupérer sa livraison. Ça veut dire qu'il y a deux possibilités. Soit le coupable sera trouvé, mis en prison, et les biens détruits, ou bien il aura juste une amende et les biens seront détruits. Les poursuites, ça prend des siècles au Kenya, donc nous, on pousse toujours pour la destruction des biens. »

Les inspections menées dans le cadre privé, comme ici par cette agence de détectives, demeurent minoritaires. Néanmoins, l'intervention d'agences privées s'inscrit dans une évolution en termes de « policiarisation » du problème, avec la multiplication des opérations médiatisées. Cette policiarisation est particulièrement évidente à l'échelle internationale, avec les opérations menées par Interpol en collaboration avec l'Organisation mondiale des douanes (OMD) et d'autres acteurs dans plusieurs régions : Pangea 1 à 9 ciblant la vente en ligne entre 2008 et 2016 (coordination par Interpol), Mamba 1 à 3 en Afrique de l'Est entre 2008 et 2010 (Interpol avec le soutien d'IMPACT), Cobra puis Porcupine en Afrique de l'Ouest en 2011 et 2014 (Interpol), Vice Grips 2 puis Biyela 1 et 2 en Afrique subsaharienne entre 2012 et 2014 (OMD en partenariat avec l'IRACM et la fondation Chirac), Storm 1 à 6 en Asie du Sud et de l'Est entre 2008 et 2015 (Interpol, avec le soutien de l'OMS pour Storm 2), Giboia principalement en Afrique australe en 2013 et 2015 (Interpol). Ces opérations soulignent l'importance prise par l'approche policière au travers des collaborations entre public et privé (intervention de l'IRACM sur les opérations Biyela) et entre les institutions de santé publique et policières (OMS et Interpol sur Mamba ou Storm 2).

Les États sont engagés dans des opérations similaires. Au Kenya, le PPB organise régulièrement des « descentes » au cours desquelles les forces d'inspection ciblent une zone, un quartier et opèrent des contrôles. Elles aboutissent à des saisies de médicaments ou à des interdictions d'exercer. En août 2016, la presse kenyane annonçait l'arrestation de plus de 60 marchands de médicaments exerçant sans autorisation[23]. Au cours de ces opérations, les inspecteurs du médicament sont accompagnés d'officiers de police – ce qui témoigne d'une manière plutôt coercitive de réguler la profession de pharmacien. De plus, une unité spéciale formée par des officiers de police a été créée pour prendre en charge les affaires criminelles ; elle collabore avec l'industrie pour traquer l'activité illégale : « Cette unité a été créée il y a trois ans, avec trois officiers, maintenant quatre, entraînés à mener des enquêtes par la police – des enquêtes criminelles. On collabore vraiment avec le secteur privé, on a des informateurs qui nous donnent des infos à travers le pays, on est en contact avec des firmes qui collectent les informations. Donc on a des vrais liens avec le privé[24]. »

Ces opérations sont régulières et permettent des effets d'annonce. À tel point que, par une surprenante inversion, le gouvernement s'est retrouvé à brûler de faux « faux médicaments » pour signifier que le problème était bien pris en main. Au cours d'un entretien où je l'interrogeais sur l'action de l'Agence anti-contrefaçon, son vice-directeur m'a raconté qu'ils avaient brûlé des médicaments contrefaits pour la journée mondiale de lutte contre la contrefaçon. À la question de savoir s'ils avaient été brûlés en plein air, il a répondu : « Non, évidemment, ça on ne le pouvait pas pour des raisons d'hygiène et de sécurité. Les vrais contrefaits ont été pris en charge dans les conditions standard ; là, c'était plutôt pour le symbole, alors on a fait brûler des boîtes de faux médicaments mais il n'y avait pas de médicaments à l'intérieur[25]. »

Ces opérations et ces événements mettent en évidence une forme de contrôle qui relève autant de la mise en scène de l'intervention policière que d'une préoccupation pour la qualité. Ils témoignent à la fois du souci de contrôler les médicaments illicites, de souligner leur prolifération et d'afficher la détermination des autorités. Plus prosaïquement, il s'agit surtout de « faire peur » : « Il faut faire peur, actuellement, il n'y a que ça qui marche. Je tombe des nues, mais c'est comme ça. Si vous ne faites pas peur aux gens, si vous ne faites pas un gros plan de com, il n'y a rien. On a des grosses saisies, mais si on ne communique pas sur nos saisies, on n'a rien. On a trouvé des produits vétérinaires, là, des belles merdes. Mais non, ça ne fait pas réagir… Les mecs on leur dit : Vous avez vu, les douaniers, ils laissent passer des produits qui ne sont pas bons !, et eux : Ah bah oui… Moi je trouve ça suicidaire[26]. »

La policiarisation du contrôle correspond ainsi au développement de l'activité de saisie et des poursuites judiciaires. Elle implique la multiplication des collaborations entre les autorités de régulation, les forces de police et les acteurs du secteur privé. Elle marque ainsi une nouveauté dans le champ de la santé (le recours de plus en plus fréquent aux forces de police) et une nouveauté pour la police qui aborde un objet (la santé) auquel elle était jusque-là relativement peu confrontée[27]. La policiarisation mobilise un appareil de communication destiné à médiatiser le problème et l'intervention des professionnels du contrôle. Alors que certains acteurs de la régulation se montrent critiques envers cette évolution qu'ils associent à une entreprise de communication sans impact réel sur la qualité des médicaments, elle s'est imposée de façon croissante comme une forme privilégiée d'intervention sur les circulations de médicaments.

Le contrôle technologisé

Ces transformations s'accompagnent d'une technologisation croissante. Au Gujarat, un nouveau laboratoire était en cours de construction en 2015 au moment de mes entretiens ; selon Hemant Koshia, directeur de l'autorité de contrôle, il s'agissait de respecter les normes les plus contraignantes et d'accroître des capacités d'analyse devenues insuffisantes face à la croissance de la production[28]. Au Kenya en 2016, le PPB installait un laboratoire interne pour régler le conflit avec le Laboratoire national, tandis que ce dernier demandait à bénéficier de nouveaux locaux car, bien qu'homologués par l'OMS, ceux dont il disposait étaient inadaptés et trop petits. Même si les transformations des infrastructures concernent d'abord la mise aux normes des laboratoires d'analyse, un vaste champ d'innovations liées à des projets d'*e-governance* et de systèmes d'information a émergé dans la période récente, comme l'identification des pharmaciens par SMS au Kenya, ou le système d'enregistrement et de traçabilité informatisé mis en place au Gujarat en Inde. Ces dynamiques ne sont pas seulement nationales mais ont une dimension internationale. En 2014, par exemple, les autorités kenyanes recevaient des États-Unis (*via* USAID) un *Laboratory Information Management System* (LIMS), deux chromatographes à ultra-haute performance (UHPLC) et un appareil de dissolution, pour réaliser plus de tests tous les mois et conserver de meilleures traces de ceux effectués[29]. Ces dynamiques s'inscrivent dans des transformations mondiales. Ainsi, le système IPM (Interface Public-Membres) promu par l'Organisation mondiale des douanes tend à être adopté par la plupart des pays du monde afin de gérer la traçabilité des produits qui entrent sur un territoire. IPM est une plateforme de communication en temps réel, associée à des outils d'identification, qui permet de tracer la circulation des marchandises et d'identifier les éventuels produits contrefaits introduits dans la chaîne de distribution.

Ces acquisitions sont stimulées par l'émergence d'un marché de la sécurité et des solutions technologiques de protection des circulations pharmaceutiques. Les appareils pour tester les médicaments, les hologrammes, les codes-barres sont des technologies – imposées ou non par des États ou promues dans le cadre de partenariats – qui constituent un marché des technologies de sécurisation. En juin 2014, l'IRACM recensait sur son site Internet 91 technologies différentes permettant de sécuriser la circulation des produits pharmaceutiques[30]. Certaines sont simples et connues de longue date (le *blister*, la bouteille), tandis que d'autres reposent sur des techniques sophistiquées et ne peuvent être utilisées qu'en laboratoire (l'analyseur et comparateur vidéo-spectral qui mêle différentes techniques pour analyser l'authenticité de documents ; la spectroscopie terahertz qui permet de contrôler des médicaments à travers leur emballage).

Pour illustrer ces enjeux, on peut évoquer deux technologies dont l'utilisation a momentanément échoué au Kenya avant qu'elles ne soient reprises sous une nouvelle forme par le PPB. La première est une technologie d'authentification qu'on appellera ici le Genverif (*Genuine Verification*). Il s'agit d'une télécommande d'environ vingt centimètres qui permet de scanner des produits : emballages ou médicaments (à travers l'emballage). On a fait appel à la spectrométrie Raman, une technologie ordinairement très lourde, mais dont les composants techniques ont été miniaturisés. C'est un outil portable permettant de contrôler les matières premières pharmaceutiques ou les médicaments, en comparant une substance à une autre enregistrée au préalable dans une base de données qui permet de déterminer l'authenticité du produit. L'appareil coûte près de 50 000 dollars et a surtout été vendu à des pays aux capacités de contrôle relativement faibles. En 2014, le gouvernement nigérian en possédait six tandis que la France ne disposait que d'un seul. Un outil semblable a été offert en mars 2012 par les laboratoires Pfizer au PPB kenyan, ce qui a été l'objet de critiques au sein de l'administration et dans certains médias spécialisés. N'était-on pas face à un conflit d'intérêts ? La machine était-elle configurée spécifiquement pour identifier des produits de la marque Pfizer (ce qui m'a été confié plus tard par l'un des responsables du PPB qui avait refusé de se déplacer lors de la cérémonie de remise) ? Même si la presse généraliste a plutôt salué le geste, ce cadeau a donc soulevé des débats dans les milieux professionnels.

Le principal problème du Genverif est que le contrôle s'effectue en comparaison avec le contenu d'une base de données préalablement répertoriées et qu'on ne peut y enregistrer qu'un nombre limité de médicaments. L'appareil permet donc de comparer deux boîtes d'un antidiabétique d'une même marque, mais pas plusieurs versions génériques. L'analyse et le contrôle se font moins en fonction de la teneur du médicament en principe actif que par rapport à son identité (est-il semblable à la version préenregistrée ?). Ceci soulève un problème de pertinence dans le cadre d'un marché où les médicaments génériques jouent un rôle central, ce qui n'a pas manqué d'être souligné par plusieurs acteurs de la santé publique au Kenya. Ce premier exemple montre que la technologie est inséparable d'une conception de l'authentification, de la qualité et de la sécurité. Ici, la sécurisation du marché dépend de l'authentification par rapport à un produit préenregistré d'un fabricant particulier.

Alors que le cadeau de Pfizer n'a jamais été utilisé, un peu plus tard, de nouveaux spectromètres Raman portables ont été acquis par le PPB. Cela tend à montrer que, si les risques des partenariats avec l'industrie sont parfois pris au sérieux, l'engouement pour les nouvelles technologies est en revanche intact. Le PPB manifestait sa foi technophile sur sa page Facebook : « Des analystes du médicament ont suivi une formation sur la manière d'utiliser les spectromètres Raman portables. La nouvelle technologie accroîtra la surveillance des médicaments falsifiés et sous-standards, un problème de santé globale particulièrement dans les pays à bas et moyen revenus[31]. »

Le deuxième exemple est le dispositif de traçabilité qu'on nommera AuthentiPhone. Il s'agit d'un procédé d'authentification de la boîte de médicament ou du blister, à partir d'un code à gratter qui peut être saisi sur téléphone portable et authentifié à condition que le produit ait été enregistré dans une base de données. L'inventeur de ce procédé est un entrepreneur africain qui l'a expérimenté dans plusieurs pays dont le Kenya. L'authentification a lieu à partir de l'emballage. Le principe de sécurisation repose donc sur un dispositif d'enregistrement du produit et de certification de son parcours logistique. Ce procédé n'a pas été controversé au Kenya. En revanche, son expérimentation, qui a nécessité une collaboration entre la firme AuthentiPhone, un opérateur téléphonique international, un fabricant local de médicaments et le gouvernement kenyan, s'est avérée un échec, principalement en raison du coût d'apposition du code sur l'emballage, qui devait être supporté par le fabricant sans être pour autant être imposé par la législation. Par ailleurs, le dispositif pose un certain nombre de questions : dans un pays où les médicaments sont fréquemment vendus hors de leur emballage d'origine, ce mode de contrôle semble, une fois encore, peu pertinent. Cette technologie témoigne plutôt du souci de contrôler l'intégrité des produits de santé licites. À nouveau, il ne s'agit donc pas de contrôler si la substance répond à des critères de qualité chimique génériques, mais plutôt le respect des formes de circulation certifiées. Malgré l'échec du premier projet, le PPB travaillait en 2016 à mettre en place un système similaire, en partenariat avec Safaricom (l'opérateur le plus important du Kenya), avec une base de données totalement gérée par le PPB[32]. Avec ce second exemple, on voit à nouveau une technologie, mise en place à l'initiative d'un groupe privé, échouer dans un premier temps et réapparaître sous une forme prise en charge par l'autorité de régulation.

Ce dispositif s'inscrit dans un courant plus large de systèmes d'information et de construction de bases de données. L'Inde a mis en place des dispositifs similaires, mais le changement le plus important a été le recours au code-barres. À partir de 2009, le gouvernement indien a mis en place une obligation de traçabilité des médicaments grâce au code-barres. Cette obligation s'est progressivement appliquée, non sans provoquer des critiques et des protestations de la part de l'industrie, en particulier des petites et moyennes entreprises. Entre 2009 et 2016, les trois niveaux d'emballage (primaire, secondaire et tertiaire) ont dû porter un code-barres : au niveau primaire (emballage en contact avec le médicament), il s'agit d'un code-barres en deux dimensions et d'un numéro global universel d'identification, encore optionnels. Les emballages secondaire (depuis 2013) et tertiaire (depuis 2011) des produits destinés à l'exportation doivent en revanche obligatoirement porter des codes-barres d'identification afin de se conformer aux standards internationaux – mais aussi pour redorer le blason de l'industrie indienne en discernant les « bons » médicaments indiens d'éventuelles copies provenant, par exemple, de Chine. Il s'agit de lier les différents emballages et de renvoyer les codes-barres à un système central d'enregistrement et de gestion des trajectoires. Les protestations des fabricants ont porté sur l'exigence de coder les emballages primaires et sur le fait de considérer les mono-cartons comme des emballages secondaires. Le projet DAVA (*Drug Authentication and Verification Application*), dont la phase pilote a été officiellement lancée en juin 2015, a même institué une plateforme de données pour l'enregistrement des différents niveaux d'emballage des médicaments ; il permet au consommateur de vérifier le code-barres d'un médicament sur Internet afin de s'assurer de l'authenticité du médicament. Il s'agit d'empêcher toute exportation de médicaments illicites depuis l'Inde.

Ces technologies sont censées consolider la chaîne de distribution pharmaceutique. Elles répondent à des types particuliers de fraudes et de malfaçons. Le Genverif permet de mettre au jour l'écart à la qualité d'un composant chimique ou d'un médicament par rapport à une base, ce qui sert à déterminer l'altération du produit due à de mauvaises conditions de fabrication (par exemple en cas de sous-dosage) ou de transport-stockage (non-respect de la chaîne de froid altérant le produit) ou encore en cas de péremption. AuthentiPhone, ou le code-barres en Inde permettent de s'assurer que la circulation et le transport des médicaments ont été réalisés dans des conditions standardisées impliquant notamment l'enregistrement des produits en vue de leur distribution sur le marché. Les cas de fraude et de malfaçon traités ainsi diffèrent et, de la négligence du fabricant à la malhonnêteté de réseaux criminels, en passant par la précarité de la chaîne du froid, des facteurs variables de qualité sont pris en compte.

Bien qu'elles reposent sur des principes de contrôle et d'authentification différents, ces technologies convergent cependant sur un point. L'authentification, par l'identité chimique dans un cas, par le packaging dans l'autre, évacue la question d'une qualité générique des médicaments. On ne cherche pas à savoir si le médicament est fabriqué dans de bonnes conditions, s'il contient la bonne proportion de principe actif au regard d'une norme générique ; mais plutôt à savoir s'il respecte un standard initial d'authentification, s'il est authentique par rapport à une substance chimique ou un emballage préenregistrés. Le processus de sécurisation est donc déterminé par l'identification et l'authentification, et non par la qualification des produits en vertu d'une norme générique.

Comme l'a montré Julia Hornberger, la santé publique n'est pas la cible prioritaire des technologies de lutte contre la contrefaçon, qui visent avant tout à alimenter un marché des technologies de contrôle[33]. La technologisation exerce plusieurs fonctions. Elle apparaît d'abord comme une barrière non tarifaire, car les firmes doivent investir dans des technologies alors qu'elles n'en ont pas toujours les moyens. La propriété intellectuelle n'est, on l'a vu, que l'une des multiples stratégies des entreprises dominantes pour conserver leurs parts de marché – les technologies de surveillance viennent ainsi s'ajouter à l'harmonisation des standards de production et à la capture de la distribution. Ce sont des moyens supplémentaires pour éliminer les concurrents. La technologisation s'inscrit aussi dans une logique de revalorisation économique et symbolique des produits pharmaceutiques – plus l'emballage est sophistiqué, plus un prix élevé est justifié. Enfin, elle participe au déplacement de l'épreuve de contrôle. Les principales opérations effectuées au moyen de ces technologies permettent de contrôler l'environnement dans lequel les médicaments sont produits, les procédures suivies au cours de leur production, de situer des origines et de tracer des trajectoires, de s'assurer des caractéristiques des matières premières comme de l'absence de contamination ou de la présence de principe actif, de contrôler la qualité de la production. De cette façon, le contrôle n'a plus lieu seulement sous la forme de l'inspection, de l'analyse et du signalement, mais il est présent tout au long de la chaîne de distribution grâce à des dispositifs qui associent inspection et analyse par des moyens mobiles ou intégrés aux produits.

On peut donc désormais mieux comprendre les formes prises par le problème des médicaments illicites dans les pays du Sud. D'un côté, on a observé un marché mondialisé et hyperconcurrentiel dans lequel coexistent des industries inégalement développées et où la distribution joue un rôle crucial ; les acteurs du marché mobilisent des stratégies variées afin de maîtriser l'accès aux réseaux qui leur permettent d'écouler la marchandise ; les tensions qui en résultent se manifestent dans la diversité des formes de l'illicite. De l'autre côté, on a assisté à une vaste entreprise de « sécurisation » des marchés. Cette opération est en premier lieu le fruit des stratégies des firmes dominantes, notamment en matière de propriété intellectuelle, mais elle ne s'y réduit pas. Elle est en effet inscrite dans une épistémologie sécuritaire, faite de discours médiatiques, de connaissances scientifiques, ou encore d'évolutions organisationnelles et pratiques. En un sens, la sécurisation des marchés exprime alors l'évolution plus générale du « souci de santé publique » à travers lequel la santé publique internationale, plus souvent qualifiée de santé globale, est aujourd'hui prise en charge, et où la sécurité joue un rôle central[34].

Mais que reste-t-il de la santé lorsque la sécurité s'en empare ? Et que deviennent les sociétés où le pouvoir porte en priorité sur des circulations d'objets comme les médicaments ? Les dynamiques sécuritaires laissent entrevoir une forme de gouvernement singulière, travaillée par le désir de contrôler les échanges marchands au-delà de toute autre considération. Il nous reste alors une question à régler, sans doute la plus difficile : de quel type de pouvoir relève l'instauration du cadrage sécuritaire, privilégiant la lutte contre la contrefaçon au moyen d'une batterie de principes juridiques, de textes réglementaires, d'organisations privées, de forces policières et de technologies ? Quelle est la logique gouvernementale – des médicaments, de la santé publique et des populations – à l'œuvre dans toutes ces transformations ? Et, enfin, comment y échapper ?

TROISIÈME PARTIE

LOGISTIQUES PHARMACEUTIQUES
CIRCULATIONS D'OBJETS ET FORMES DE VIE

6
RÉGIMES LOGISTIQUES ET EXERCICE DU POUVOIR

La marche du sel

L'une des plus fameuses actions de résistance pacifique entreprises par Gandhi dans la lutte pour l'indépendance de l'Inde est la célèbre « marche du sel ». Le 12 mars 1930, il quitte son ashram de Sabarmati à Ahmedabad (Gujarat), suivi de quelques dizaines de fidèles, et prend la direction de Dandi, environ 300 km plus au sud sur la côte gujaratie. Il prévoit d'y accomplir un geste qui dans sa simplicité fera vaciller l'empire : recueillir un peu d'eau dans la mer pour en conserver le sel. Des milliers de personnes font de même, et la manifestation, relayée par les médias, sera reprise sur tout le territoire occupé : les Indiens décident de passer outre le monopole de l'Empire britannique et collectent le sel sans plus payer d'impôt. La marche de Dandi, ou marche du sel, est devenue l'un des événements les plus marquants de la lutte pour l'indépendance – symbole de la fin de l'allégeance des Indiens à la couronne – et une action essentielle de la désobéissance civile ou résistance non violente, la *satyagraha*. Mais alors que cette action politique retentissante est bien connue, on en ramène rarement la signification à son objectif concret : à quoi correspondait la taxe sur le sel à laquelle Gandhi s'opposait ?

Après plusieurs tentatives infructueuses dans les années 1760 et 1770, Warren Hastings, gouverneur général du Bengale, parvint à ses fins en 1780 : le commerce du sel passa sous le contrôle du gouvernement. Les zones de production de sel furent placées sous la responsabilité d'un contrôleur et réparties entre plusieurs agences, toutes dirigées par un représentant du gouvernement colonial. Les travailleurs du sel devaient vendre leur production aux agents qui, à leur tour, la revendaient à des grossistes en prélevant au passage une taxe équivalente à plus de la moitié du prix initial. Le sel a constitué un revenu très important pour la Compagnie britannique des Indes orientales, et le système de collecte et de taxation, modifié de façon seulement marginale jusqu'à son abolition à l'indépendance, reste une des preuves et un des symboles de l'exploitation économique de l'Inde par les Anglais.

Le gouvernement fit tout pour conserver son monopole et organisa la lutte contre les producteurs considérés frauduleux, en établissant par exemple des barrières autour des marais salants pour en empêcher l'accès. L'action de Gandhi était donc porteuse d'une critique économique, sociale et politique – et la dénonciation de la taxe du sel visait non seulement une injustice économique mais tout un système d'asservissement.

Cet exemple montre que la circulation d'une denrée aussi commune que le sel catalyse des enjeux à la fois juridiques, économiques, sociaux, politiques et géopolitiques. Une partie de l'histoire de la nation indienne s'est articulée autour du sel et de sa circulation – la révolte pacifique de Gandhi n'en est qu'un épisode, auquel il faut ajouter les vies des travailleurs du sel, l'infrastructure juridique et administrative mise en place pour collecter et revendre, le pouvoir économique que la taxe a conféré à la Compagnie, les interdictions de produire et les condamnations pour fraude, les routes empruntées par les marchandises pour être consommées – en Inde, en Angleterre ou ailleurs. L'histoire de cette taxe illustre l'importance des *régimes logistiques* conçus pour dicter les modes de circulation des biens économiques : un assemblage de formes de travail, de lois, de modes de transport, d'appareillages administratifs, de pratique de contrôle, mais aussi de mouvements de contestation et de révolte qui ont participé de la construction de la société indienne au cours de la période coloniale. Elle suggère même que de tels régimes présentent certaines propriétés que l'on prête habituellement aux régimes politiques : ils sont fondés sur des valeurs fondamentales qui organisent les conceptions de la justice sociale, induisent des formes de représentation et des modes particuliers de prise de décision.

Sous cet éclairage, les dynamiques sécuritaires qui affectent les marchés pharmaceutiques prennent un tour différent. De façon analogue à la marche du sel, dans un contexte très différent, les conflits provoqués par les politiques anti-contrefaçon mettent en évidence un régime logistique qui organise les circulations de médicaments. Les activistes dénoncent un phénomène plus vaste que la lutte contre les médicaments illicites lorsqu'ils manifestent pour l'accès aux médicaments et contre la cupidité des multinationales. Ils mettent non seulement en cause des stratégies marchandes et une conception punitive du contrôle, mais aussi le maintien d'inégalités industrielles et économiques affectant le développement des nations et des peuples, l'injustice d'un système dans lequel les politiques de prix et les conceptions de la propriété rendent certains traitements inaccessibles. Leurs attaques convergent vers la mise en cause de ce que je propose de désigner comme le régime logistique pharmaceutique actuel, dont le but est d'organiser les trajectoires des flux de médicaments. Le régime logistique pharmaceutique distingue les « bons » médicaments – autorisés à circuler – des « mauvais » qui doivent être exclus de la distribution. Ses conséquences sont considérables. Un régime logistique n'est pas seulement un système d'organisation des circulations ; il correspond à un régime politique en étant porteur d'une conception de la répartition des pouvoirs, de la constitution du public et des sujets politiques, de la justice et du bien commun.

Le chaos des circulations

L'époque est marquée par une explosion des échanges marchands, un phénomène à la fois massif, porteur de transformations de l'environnement et de la société, et chaotique dans son déroulement, tant il semble difficile de saisir d'un même coup les innombrables règles qui déterminent les circulations. De plus en plus d'objets circulent, allant et venant de toute part. L'Organisation mondiale du commerce a estimé que le volume du commerce mondial avait été multiplié par 27 entre 1950 et 2005[1]. Cette expansion a été particulièrement prononcée pour les produits manufacturés dont le commerce a crû plus de deux fois plus vite que celui des produits agricoles (respectivement 7,5 et 3,6 % de croissance annuelle). Cette croissance est sans précédent. Le taux de croissance du commerce au cours de la « première vague de mondialisation », entre 1870 et 1914, était deux fois plus faible qu'entre 1950 et aujourd'hui. L'historien Frank Trentmann donne quelques chiffres qui illustrent cette croissance phénoménale : au Royaume-Uni, les femmes achetaient en 2006 deux fois plus de vêtements qu'au cours de la décennie précédente, aux États-Unis, la quantité de meubles retrouvés dans les ordures municipales a doublé entre 1960 et 2009 pour atteindre environ 10 millions de tonnes ; en 2004, une cuisine américaine contenait en moyenne 1 019 objets[2]. Les individus de la société contemporaine évoluent de façon croissante dans un monde d'objets.

Les chiffres rendent cependant mal compte de la dimension chaotique et imprévisible de ces circulations. Car force est de le constater : ça part dans tous les sens ! D'abord, parce que, au-delà de la croissance du volume des échanges, les objets qui circulent sont de nature toujours plus diverse et hétérogène. Les biens manufacturés (réfrigérateurs, voitures, téléviseurs) côtoient les biens culturels (livres, disques, cassettes et DVD) ; les produits agricoles transformés par l'industrie agroalimentaire (nourriture, boisson) croisent les marchandises issues du corps humain et transformées par la biomédecine (produits du sang, gamètes) ; les objets intégrant des technologies coûteuses et un important travail de transformation se mêlent aux objets peu transformés ou requérant peu de compétences techniques[3]. Comme les biens de consommation parcourent la planète en suivant des directions variées (du nord au sud, du sud au sud, du sud au nord) et en empruntant souvent des trajectoires composites, les produits qui s'inscrivent dans un certain « régime de valeur » à un moment donné peuvent en changer par la suite ; les marchandises prennent forme dans des chaînes particulières de production, de traitement, de distribution au cours desquelles leur valeur et leur signification en tant qu'objets évoluent[4].

Par ailleurs, les règles socio-économiques qui encadrent les circulations d'objets n'ont rien de clair et d'évident. Dans son enquête sur la mondialisation du rickshaw – ce triporteur si fréquent en Inde, qu'on retrouve également dans les rues du Caire, de Kinshasa ou de Mombasa –, Yann Philippe Tastevin montre comment la commercialisation d'un objet, de sa maintenance et de ses pièces détachées repose sur des réseaux humains, des volontés marchandes contingentes et « discrètes[5] ». Si l'on veut réellement connaître les raisons de la mondialisation économique, alors il est temps de cesser de regarder uniquement les multinationales. Il faut aussi prêter attention aux parcours des individus qui la modèlent au quotidien, par le bas, au cours de leurs multiples déplacements[6]. Janet Roitman a montré comment les règles étatiques ou transnationales autour de certains biens n'empêchent aucunement, voire parfois encouragent la circulation de catégories particulières, souvent rendues illicites, de marchandises[7]. Anna Tsing, dans son étude magistrale du champignon matsutake, a exploré les multiples enchevêtrements qui nouent les destins des cueilleurs de l'Oregon – vétérans de la guerre du Vietnam ou migrants d'Asie du Sud-Est – et ceux des consommateurs japonais de mets luxueux[8]. Les circulations sont donc hétérogènes et se déploient sur plusieurs niveaux. Elles engagent un nombre croissant d'objets toujours plus divers ; elles obéissent à des règles si multiples et contradictoires qu'il est bien difficile de dégager des principes clairs.

Il faut aussi noter que la circulation d'un objet n'a jamais lieu isolément. Elle est d'abord permise par des moyens de transport, ce qui implique que la multiplication des circulations d'objets s'accompagne de la croissance de cette activité. Le fret maritime est ainsi passé de 2 600 tonnes par an en 1970 à 9 800 en 2014[9] ; il a été multiplié par 3,8. Mais les circulations d'objets sont elles-mêmes dépendantes d'autres circulations : de personnes, de textes, de savoir-faire et d'autres objets. La consommation d'un médicament au Kenya nécessite, s'il a été produit dans ce même pays, l'importation de machines fabriquées en Allemagne, de principes actifs élaborés en Chine, le recrutement de personnels expatriés d'Inde, la mise en œuvre de normes élaborées en Angleterre, etc. En 1994, la Ford Escort était assemblée à partir de composants fabriqués dans quinze pays différents[10]. En 1997, le World Resources Institute a montré qu'un consommateur dans un pays riche devrait transporter chaque semaine trois cents sacs de courses supplémentaires s'il était en charge des matériaux nécessaires à la production des biens qu'il a l'habitude d'acheter[11]. L'interdépendance des circulations est liée à un principe de base de l'économie de marché mis en évidence par l'économie classique sous la forme de l'avantage comparatif et de la division du travail entre individus, entre entreprises et entre nations. Ce principe est poussé à une nouvelle extrémité en raison de la nature des objets en circulation : les « technoproduits », comme les appelle l'historien Dominique Pestre[12] pour souligner la dimension à la fois marchande et technique des objets circulants. Les médicaments en sont un exemple parfait. La nature technique des objets en circulation est une caractéristique essentielle du monde contemporain ; ce sont des objets « technologiques », issus d'un travail de recherche et développement (R&D), ou des marchandises « technologisées », comme les produits agricoles de plus en plus soumis à une expertise technique. Ces objets intègrent un savoir formalisé et sont issus d'une spécialisation des tâches : travail de recherche de « labo », pratiques segmentées de production industrielle, activité d'encadrement par des droits de propriété et exercice de contrôle suivant des méthodes standardisées.

La croissance mondiale des échanges de marchandises technologiques – à la fois structurée et chaotique – soulève au moins deux questions. La première est celle des règles et des forces qui ordonnent ces circulations toujours en expansion. Comment comprendre, d'une part, l'expansion et la complexification croissantes des circulations et, d'autre part, l'organisation de ces circulations ? Dans le cas des médicaments, comment rendre compte à la fois de l'explosion de la consommation pharmaceutique, de la multiplication des sites de production et des activités de distribution, et du foisonnement des formes de contrôle ?

La seconde question est celle des effets mêlés des circulations d'objets et de leurs règles sur la vie des personnes et sur la production du monde. Quelles sont les conséquences de l'entrée de l'humanité dans le « phagocène[13] » – l'ère pendant laquelle la consommation s'est imposée comme le moteur principal du capitalisme ? Que signifie par exemple pour le monde d'être progressivement « pharmaceuticalisé » – les humains, les sols, les animaux ingérant toujours plus de produits médicaux ?

De la logistique aux régimes logistiques

Le développement de la logistique fournit une explication clé au double mouvement de la libération des circulations marchandes et de leur contrôle toujours plus efficace. La logistique est une vieille discipline d'abord liée à l'art militaire et destinée à organiser le transport des troupes et leur approvisionnement en nourriture ou en armes. Elle prend son essor après la Seconde Guerre mondiale, avec la multiplication des échanges commerciaux et les stratégies d'économies et de profit portant sur les circulations. La logistique devient une discipline d'expansion du marché, typique de la société de consommation. Elle concerne tout un ensemble de moyens et de méthodes portant sur l'organisation matérielle d'une entreprise – en particulier la gestion des flux de matériaux nécessaires avant, pendant et après la production[14]. Pour la géographe Deborah Cowen, la « révolution logistique » date des années 1960 aux États-Unis, une période au cours de laquelle la question de l'approvisionnement et de la distribution est devenue cruciale pour les responsables des sociétés. C'est à cette époque que le gourou du management Peter Drucker écrit : « La distribution physique constitue aujourd'hui le territoire frontière pour le monde des affaires. C'est un domaine encore largement inexploré[15]. » Aux États-Unis, des institutions spécifiques sont créées : l'American Management Association en fait son sujet de débat au cours d'un séminaire à la fin des années 1950, puis le National Council of Physical Distribution Management apparaît en 1963 (avant de devenir, dans les années 1980, le Council of Logistics Management) ; le tout s'accompagne de la mise en place de programmes universitaires au tournant des années 1960. Ces initiatives peuvent avoir lieu au confluent du militaire et du commercial, comme c'est le cas du Logistics Management Institute, créé en 1961 à l'instigation du ministre de la Défense Robert McNamara, qui souhaitait qu'il remplisse le même rôle de réflexion et d'innovation sur la logistique que la RAND Corporation dans le domaine des activités militaires[16].

Cette révolution s'est appuyée sur de nouveaux savoirs : la science des systèmes a permis de passer au début des années 1960 d'une réflexion en termes de minimisation des coûts à une réflexion sur la valeur ajoutée par le transport. Elle s'est accompagnée d'une nouvelle manière de calculer les coûts engendrés par la production et le transport des marchandises : l'analyse du coût total. Il s'agissait d'identifier – grâce à l'analyse d'une masse croissante de données permise par l'informatisation – le coût total de la production et de la mise en circulation des marchandises, incluant, par exemple, les coûts d'entrepôt, de transport, d'obsolescence du matériel, de communication. Ainsi, une étude fondatrice sur le coût total a permis de mettre en évidence qu'il pouvait être plus intéressant financièrement pour une entreprise américaine s'adressant à des consommateurs au Dakota de produire dans l'Ohio plutôt que dans l'État, plus proche, de l'Illinois[17]. Cette révolution s'est également concentrée sur des outils techniques dont le plus célèbre est le container[18]. L'armée américaine a commencé à l'utiliser pendant la Seconde Guerre mondiale, puis au cours de la guerre du Vietnam, et son usage civil s'est ensuite généralisé. Il a permis de raccourcir le temps de chargement et de déchargement des marchandises et d'accélérer ainsi la vitesse de transport. Plus récemment, d'autres technologies ont joué un rôle croissant dans l'organisation des circulations, en particulier les technologies de calcul qui continuent à transformer l'activité logistique[19].

À partir des années 1970 et 1980, dans la foulée de la crise pétrolière, toutes ces innovations ont acquis une importance capitale. Selon Deborah Cowen, c'est également au cours de cette période que l'on a assisté à la plus forte vague de déréglementation dans le secteur des transports américains, laissant libre cours à des développements comme l'intermodalisme – transport de marchandises suivant différents moyens de transport, qui suppose l'imposition d'unités standard comme la palette ou le container. Ces transformations ont provoqué une recomposition en profondeur du rapport temps/espace. L'explosion des circulations marchandes et la libération du commerce international sont concomitantes de l'imposition de connaissances, de technologies et de formes de régulation très contraignantes. En ce sens, l'activité logistique apporte une première réponse à la question de la structuration des circulations des biens marchands : elles sont de plus en plus déterminées par un processus de rationalisation des coûts calculé au niveau des acteurs que sont les entreprises, et non des États, des individus ou des populations.

Ajoutons qu'il existe un lien entre l'activité logistique et la production de formes illicites de circulation : il éclaire un objectif fondamental de la logistique dans le système capitaliste. Stefano Harney et Fred Moten défendent l'idée que, dans le « capitalisme logistique », l'objet d'appropriation est le mouvement et l'accès, car le profit provient de la manière dont les choses, les signes et les gens se déplacent et se recoupent[20]. La valeur produite par la délocalisation, le management des chaînes de distribution et les accords de licence sont au centre des stratégies des multinationales. Le mouvement est assujetti à des formes de contrôle et de discrimination renouvelées, afin de maximiser le profit que les modèles de déplacement peuvent générer. L'implication est directe : « Mal se déplacer ou ne pas se déplacer est du sabotage. » La maximisation des profits repose sur l'augmentation constante du mouvement organisé[21].

De manière semblable, Deborah Cowen a montré que, en mobilisant le fantasme d'un contrôle absolu du mouvement, la logistique est toujours-déjà menacée d'imploser. Elle ne peut exister sans son envers : les interventions qui menacent l'intégrité de la chaîne d'approvisionnement. Cowen insiste sur la figure du pirate, construite dans le processus de gouvernement des espaces de circulation : « Le statut légal exceptionnel du pirate, marqué par sa “localisation”, hors de portée de la loi, n'était pas seulement une question métaphorique ; au contraire, il exposait les géographies légales qui se trouvaient en jeu[22]. »

Les captures de biens effectuées par les pirates importent moins par les soustractions qu'elles opèrent que par la mise en cause de la structuration légale des territoires et des trajectoires qu'elles constituent. Ce qui rend la piraterie insupportable aux yeux des organisateurs de réseaux de marchandises, c'est qu'elle révèle à la fois l'architecture institutionnelle d'un régime de circulations et une multiplicité d'autres trajectoires possibles – hors d'atteinte de l'État et des marchés institutionnels.

Dans le monde pharmaceutique, ces questions d'illicite (sabotage, piraterie) renvoient directement aux enjeux du contrôle : quelles sont les règles susceptibles d'être bafouées ? Quels sont les savoirs contestés ou reformulés ? Dans cette perspective, la logistique permet de rendre compte à la fois de la multiplication des échanges marchands, des formes de contrôle qui pèsent sur eux et des pratiques de contestation et de diversion. Elle apparaît comme un soutien essentiel au développement capitaliste. En faisant porter son pouvoir sur le mouvement lui-même, elle vise à accroître les échanges marchands et les circulations. Mais elle le fait au moyen d'un contrôle, d'une gestion permettant de discriminer le bon du mauvais, d'attribuer des directions, de segmenter les flux. Elle n'oppose pas l'expansion des circulations à leur contrôle : bien au contraire, grâce à la logistique, ces deux phénomènes deviennent les deux faces d'une même pièce.

L'empire de la logistique ne se limite donc pas au seul déplacement organisé des marchandises. La logistique, comme discipline de connaissance, pratique d'organisation et tendance du capitalisme contemporain, dissémine une logique beaucoup plus générale qui ne se résume pas à la rationalisation des *inputs* et *outputs* des firmes – elle propage un ordre social. C'est ce que défend Brett Neilson : « Le pouvoir logistique est le pouvoir politique[23]. » Il faut refuser de réduire ce domaine à la logistique des entreprises et admettre que la notion charrie un ensemble de transformations plus importantes, allant de la définition de normes de circulation à l'intégration de zones économiques régionales. Dans une certaine mesure, la logistique est indissociable d'autres transformations du capitalisme qui visent à faciliter matériellement les circulations d'objets de consommation. Par exemple, en Inde, les zones franches industrielles sont apparues en 1965 avec la création de la zone de Kandla, port maritime du Gujarat[24]. Ces zones visent à dynamiser les politiques d'exportation et l'intégration des pays en développement dans le commerce international en attirant des entreprises étrangères grâce à un « assouplissement » de la législation sur le travail, des réductions d'impôts et la mise à disposition d'une infrastructure facilitant l'export (délais douaniers raccourcis, voire supprimés). Ce type de zone est créé à l'initiative d'un gouvernement et remplit un objectif plus large que celui de la logistique comme gestion des matières premières des entreprises. Cependant, pour attirer les entreprises étrangères, elle mobilise au moins en partie une stratégie similaire à celle sur laquelle repose la logistique, en mettant à disposition des infrastructures, en simplifiant les démarches et en raccourcissant les délais de mise en circulation des biens de consommation.

Les manuels de logistique identifient clairement cet enjeu et soulignent la portée générale de cette activité : « Pour améliorer la logistique et la gestion de la chaîne d'approvisionnement dans les pays en développement, des infrastructures essentielles sont requises : infrastructure légale, infrastructure matérielle, infrastructure logicielle. » Dix-huit items sont répertoriés : des politiques d'import-export et des pratiques douanières « appropriées », des taux d'intérêts bancaires « raisonnables », une définition nationale de normes de qualité, des réseaux routiers, des infrastructures de communication, une politique de compétitivité[25]. La logistique n'est donc pas uniquement une activité de traitement des trajectoires des matières premières et des produits finis. Elle a affaire à l'ensemble du contexte matériel et immatériel, au sein duquel des marchandises circulent à des échelles aussi bien locale, régionale, nationale que transnationale.

On peut identifier différents *régimes* logistiques, historiquement et spatialement situés. En première instance, un régime logistique peut être défini comme un jeu de règles, de moyens techniques, de discours déterminant les trajectoires des biens de consommation. Il définit les marchandises autorisées à circuler, celles qui sont interdites, les normes et les standards qui conditionnent leur validité, et les formes que doivent adopter ces circulations : acteurs, lieux, trajectoires, moyens de transport. Sur le plan conceptuel, la notion de régime logistique s'appuie d'abord sur une analogie avec celle de régime politique. Elle emprunte aussi à plusieurs autres « régimes », en particulier aux régimes de production de savoir, définis par l'historien des sciences Dominique Pestre, ainsi qu'aux régimes de santé globale décrits par le sociologue

Andrew Lakoff. Pour Pestre, un régime de production des savoirs est le fruit de différents éléments : des lieux, des formes d'organisation du travail, des normes de régulation, des règles d'appropriation, des modes de gestion du vivant et des populations, et des productions de subjectivités[26]. Pour Lakoff, un régime de santé globale combine des éléments normatifs et techniques qui fournissent une rationalité (au sens foucaldien de raison de gouvernement) pour gérer un objet (dans le cas des régimes de santé globale : les maladies infectieuses). Ces éléments dessinent une vision de la vie sociale qui requiert l'accomplissement d'un projet technologique innovant. Ils portent une conception de l'ordre social et des moyens techniques pour établir cet ordre[27].

Enrichi de ces apports conceptuels, un régime logistique entretient plus qu'une ressemblance superficielle avec un régime politique. Les deux régimes reposent sur des conceptions fondamentales de l'objet à gouverner, des procédures à mettre en œuvre ; les deux régimes établissent également des institutions et des formes d'organisation pour permettre l'exercice du gouvernement ; ils définissent des procédures de choix et d'intervention. Enfin et surtout, régimes politiques et régimes logistiques produisent un espace et des objets de contestation, ils définissent les objets de la concurrence pour le pouvoir.

La notion de régime logistique permet de comprendre que des objets sociaux (la santé, les savoirs, les circulations d'objets) s'inscrivent dans des projets politiques généraux qui ne sont pas limités à une gestion technique des affaires, mais modèlent l'ordre social, les sociétés et affectent les individus qui y vivent. Les régimes logistiques, à travers la gestion du mouvement de marchandises, favorisent l'émergence de sociétés particulières dont ils contribuent à définir les règles. Ainsi, entre les XVe et XIXe siècles, le commerce triangulaire constitue un régime dans lequel sont définies des « marchandises », des valeurs et des ordres d'échange, des moyens de transport, des directions de circulation. Le type de commerce qui s'organise autour de la traite des esclaves constitue le paradigme d'un ordre marchand qui est aussi ordre du monde. En résumé, les régimes logistiques ne déterminent pas seulement les circulations d'objets de consommation et des matières à partir desquelles ils sont élaborés ; ils font des circulations elles-mêmes le phénomène central autour duquel les sociétés sont bâties. De la logistique aux régimes logistiques, les circulations deviennent le point de convergence des efforts de gouvernement à partir duquel sont dérivés tous les autres enjeux de société, en termes d'ordre et de justice. Par conséquent, la compréhension des principes logistiques qui structurent le mouvement d'un ensemble donné de biens permet d'accéder à tout un volet de l'ordre social. La logistique, définie comme principe de structuration des circulations marchandes et comme forme de production sociale, permet d'expliquer certains enjeux des circulations marchandes en général, et pharmaceutiques en particulier.

Le régime logistique pharmaceutique

Certains professionnels des relations publiques tentent de faire passer la lutte contre les médicaments illicites pour une solution efficace à un problème ponctuel. Il suffirait de partir en guerre contre « terroristes » pharmaceutiques et autres malfrats médicaux pour mettre un peu d'ordre dans le commerce des médicaments. J'ai tenté de montrer l'inverse. Les médicaments illicites manifestent les tensions inhérentes aux marchés pharmaceutiques : l'activité de production mondialisée et hétérogène, la concurrence internationale pour l'accès à la distribution associée aux exigences d'harmonisation, les politiques de sécurisation sont au cœur du problème. Les « faux » médicaments, les médicaments « contrefaits », les médicaments « falsifiés » ne sont que des révélateurs. Mais si les médicaments illicites ne sont pas le problème, quelles sont les bonnes questions ? Les sciences sociales ne servent-elles qu'à dissoudre les inquiétudes des pouvoirs publics et des populations dans le bain du relativisme ?

Changeons de perspective : au lieu de voir dans la lutte contre les médicaments illicites une démarche de protection des marchés et de leurs principes d'organisation, considérons que cette lutte est elle-même le principe organisant le marché. Les dynamiques de sécurisation mobilisent un ensemble d'outils, de procédures, de formes organisationnelles au service d'une conception de la justice et du bien commun dont la réalisation passe par l'ordre des marchés. En faisant des médicaments des objets de gouvernement, en légitimant des trajectoires et des objets pour en exclure d'autres, elles dictent des principes de circulation des marchandises en concordance avec ce qui définit les régimes logistiques. Autrement dit, les dynamiques de sécurisation déplacent l'exercice de la politique sur le terrain de la distribution, de l'accès et de l'organisation du mouvement des biens. Elles matérialisent un régime logistique.

Le régime logistique pharmaceutique se caractérise avant tout par le type de contrôle qu'il exerce, et plus précisément *sur quoi* il s'exerce. À première vue, comme tout autre régime logistique, il porte sur des trajectoires – ici, les flux de médicaments. Ce qu'il vise à encadrer, c'est là où un médicament (ou un ensemble de médicaments) peut aller, là où il ne peut pas aller, dans quelles conditions il peut être utilisé. Une telle forme de contrôle diffère de celle habituellement admise : ce ne sont plus les individus qui constituent l'objet du pouvoir, mais les objets. Dans un régime politique « traditionnel », démocratique ou autoritaire, le contrôle vise les individus : leur liberté de mouvement, d'expression, les moyens mis en œuvre pour lutter contre les inégalités qui les divisent. Certes, les objets, ou plus généralement les « non-humains » sont également soumis à une surveillance, mais les individus, les populations concentrent l'attention du pouvoir. Il en va autrement dans le régime logistique pharmaceutique, qui porte d'abord sur les objets, leurs trajectoires, tandis que le contrôle des individus est un objectif secondaire. Comme l'ont remarqué Harney et Moten, l'objectif du capitalisme logistique est l'augmentation de la plus-value, qui implique la mise en circulation de toujours plus d'objets de consommation. Pour atteindre ce but, il est évidemment nécessaire de tenir compte du « facteur humain » et d'influer sur les comportements des individus et des populations. Mais, *in fine*, c'est avant tout sur les flux d'objets de consommation que porte l'attention du régime – qui n'affecte les vies humaines que par ricochet. Cette particularité constitue la clé de voûte du régime logistique pharmaceutique : comment expliquer autrement les tensions qui se sont fait jour entre la mise en œuvre des politiques de sécurisation et l'exigence morale d'un accès aux médicaments pour le plus grand nombre ? La primauté accordée au contrôle des trajectoires, à la discrimination entre « bons » et « mauvais » médicaments, au détriment des considérations sur le droit à la santé dans les pays du Sud, témoigne de façon éclatante de la nature du capitalisme pharmaceutique. Administrer les objets d'abord, les patients ensuite.

Le régime logistique pharmaceutique n'est pas entièrement contenu dans les dynamiques de sécurisation. Il fonctionne à travers une infrastructure, dont les principaux éléments sont l'instauration d'une forme de recherche fondée sur l'appropriation et la valorisation financières par le moyen de la propriété intellectuelle, l'atomisation géographique du secteur manufacturier, les politiques d'harmonisation des normes accompagnant l'intégration au marché mondial, le rôle de l'État et de la couverture santé en matière d'accès dans les pays du Nord et de manière émergente dans les pays du Sud, l'importance des bailleurs et opérateurs privés dans la création des marchés du Sud, la segmentation et l'interconnexion des marchés[28]. Ce régime logistique détermine la circulation des biens à travers des outils tels que la propriété intellectuelle, les attributions de licences, les prix, les formes de paiement et de remboursement, les solutions de transport et les dispositifs de contrôle. Enfin, certains de ces outils sont spécifiquement conçus pour structurer le régime, comme l'*International Conference on Harmonization* (qui concerne uniquement la pharmacie), tandis que d'autres servent simultanément différents régimes, comme l'accord sur les ADPIC. Les dynamiques de sécurisation mobilisent de nombreux éléments fondamentaux du régime et éclairent le rapport entre la structure marchande, les stratégies des acteurs et les formes de pouvoir. Elles témoignent de la logique schizophrénique au sein de laquelle s'affrontent le « toujours plus » de médicaments et le « toujours plus » de contrôle et d'exclusion, sans lesquels l'industrie s'effondrerait.

Il importe cependant de ne pas céder à la tentation facile de rapporter l'ensemble des phénomènes pharmaceutiques aux dynamiques de sécurisation. Le régime logistique pharmaceutique se manifeste dans les nombreuses formes de mise en circulation, d'encadrement des trajectoires, d'accroissement ou de diminution des flux pharmaceutiques. Le sociologue des sciences Joseph Dumit a analysé certaines des conséquences, pour les consommateurs, du régime pharmaceutique comme régime de « mise à la consommation » des médicaments[29]. Son étude des traitements préventifs contre le cholestérol montre que, pour vendre toujours plus de médicaments, une partie croissante de la population américaine a été définie « à risque » (d'accident cardiovasculaire). On voit bien là un régime logistique à l'œuvre : son objectif est d'augmenter la consommation en contrôlant les trajectoires des médicaments. Cet objectif s'accompagne cependant d'un effet collatéral non négligeable : une grande partie de la population américaine voit sa vie redéfinie par une « mise en risques », et l'identité de millions d'individus se trouve transformée : de « sains », ils deviennent « menacés ». Cet exemple montre que le régime pharmaceutique promeut un accroissement de la consommation qui influence la construction des individus, la formation des subjectivités – ce que Dumit appelle la construction d'un « soi pharmaceutique ». Ce travail éclaire une caractéristique du régime que mon enquête a laissée de côté. Alors que les politiques anti-contrefaçon témoignent de la dimension « répressive » du régime, Dumit insiste sur le rôle du régime dans l'accroissement de la consommation.

D'autres enquêtes ont montré comment le régime logistique pharmaceutique reflète autant qu'il nourrit une certaine conception de l'ordre social. Selon la sociologue

Johanna Crane, l'inaccessibilité des antirétroviraux en Afrique à la fin des années 1990 a été justifiée par des arguments épidémiologiques sur l'observance des médicaments par les patients africains, supposée faible, présentant donc le risque d'accroître les résistances au traitement[30]. Ainsi, l'organisation du régime logistique, en empêchant l'accès aux antirétroviraux d'une partie de la population mondiale, s'accompagne d'une représentation de ses modes de vie et de ses comportements. Une telle représentation a été balayée lorsque le régime logistique a changé et que les médicaments sont devenus largement accessibles. Les patients africains ne suivaient pas moins les recommandations médicales que les autres, lorsque leurs conditions d'accès socio-économiques et infrastructurelles étaient similaires. Le régime logistique pharmaceutique s'accompagne donc de représentations sur le comportement des individus et des groupes, et sur les manières les plus appropriées de les organiser. Dans sa recherche sur le cancer en Afrique, Julie Livingston a montré que la rareté des soins contre le cancer était appuyée par un discours épidémiologique sur la faible prévalence de cette maladie qui concernerait essentiellement les pays riches[31]. Ainsi, la disponibilité ou l'indisponibilité de traitements – par exemple, contre le VIH ou contre le cancer –, prend forme au confluent de choix politiques (le maintien de droits de propriété intellectuelle forts et de prix élevés, l'absence d'aide internationale) et de représentations des individus concernés. L'ordre des objets et de leur circulation est indissociable d'une mise en ordre des gens et du monde.

Mais comment les acteurs sociaux saisissent-ils la nature d'un régime logistique ? Ils l'identifient plus ou moins bien à un phénomène de nature politique. Les médicaments étant des objets de consommation, le clivage le plus structurant est celui qui sépare les groupes revendiquant des postures de consommateurs de ceux qui s'engagent en tant qu'acteurs politiques. La sociologue Janine Barbot a mis en évidence, avec les associations de lutte contre le VIH en France dans les années 1990, les différentes attitudes selon les appartenances : un positionnement en termes de consommation de soins (Actions Traitements) mettant avant tout l'accent sur l'accès aux traitements, alors qu'un autre dénonce les enjeux de domination à l'œuvre dans la construction de l'épidémie – l'approche politique d'Act-Up Paris[32]. Cette enquête vient rappeler que l'engagement et la contestation face à un régime logistique ne sont pas unifiés.

Ces travaux révèlent certains aspects du régime logistique. Il faudrait en mentionner bien d'autres, montrer leurs contradictions et leurs points de convergence. Ces enquêtes rappellent que la compréhension d'un régime logistique, pharmaceutique ou non, repose d'abord sur un travail d'enquête empirique. Mais elles permettent aussi d'insister sur le fait que le régime logistique pharmaceutique contemporain définit un espace problématique analogue à celui d'un régime politique. Il façonne la vie biosociale des individus ; il reflète des ordres sociaux ; il repose sur une concurrence pour le pouvoir et des conflits dans lesquels les groupes sociaux se définissent. Cela est tout particulièrement visible lors des conflits entraînés par les politiques anti-contrefaçon. En contestant le tracé qui sépare médicaments licites et illicites, les activistes de l'accès aux médicaments mettent au jour la portée politique de ce qui n'était pourtant présenté que comme une série d'opérations de gestion technique des flux. Leurs revendications conduisent à un débat plus général mettant en cause des enjeux de droit, d'égalité, de domination. Dans cette perspective, les controverses sur l'anti-contrefaçon dévoilent un espace stratégique qui ne se limite pas aux seules lois anti-contrefaçon ou aux saisies de médicaments ; il soulève un ensemble de questions sociales et morales sur le droit des individus à la vie et à la santé, les rapports de force entre firmes et États du Nord et du Sud, les projets de société permis par les formes actuelles du capitalisme. Les controverses sur l'anti-contrefaçon, en conduisant le régime logistique pharmaceutique au seuil de la rupture, en révèlent la nature. Elles mettent au jour la politique de circulation des marchandises, et la circulation des marchandises comme politique – comme *site* du politique et du conflit.

Un colonialisme des trajectoires

Une forme originale d'exercice de la domination transparaît dans les dynamiques sécuritaires. En apparence, les tenants de ces initiatives semblent indifférents à l'économie politique de la production et de la distribution – « tant que c'est légal, ça nous est égal », disent-ils en substance. Mais dans les faits, la lutte qu'ils mènent a des conséquences importantes pour tout le monde : les patients, les gouvernements, les fabricants, les distributeurs. Au niveau géopolitique, la sécurisation participe d'un rapport de force entre les différentes nations, dont le principal enjeu est l'organisation du commerce international et du profit qu'en tirent les entreprises ; le risque est de maintenir les États les moins développés dans une situation subalterne en leur imposant des régulations qui ralentissent leur développement. Au niveau subjectif, la sécurisation contraint l'accès aux traitements pharmaceutiques et menace l'existence de certaines populations ; par les stratégies de profit et de captation de ressources qu'elle relaie, elle façonne de nouveaux risques et de nouvelles subjectivités. Une telle situation – gardons à l'esprit l'épisode de la marche du sel – n'est certainement pas sans rappeler les anciennes politiques coloniales. Lorsque la soif de profit pousse des entreprises privées et des États à tout faire pour en maintenir d'autres sous leur coupe, même si cela présente un danger pour les populations gouvernées, on ne parle plus de concurrence sur un libre marché, mais bien de déploiement d'une logique impériale. Les pratiques de domination exercées par les pays les plus puissants se caractérisent par une grande continuité : maintenir les États moins développés dans une situation de dépendance, leur attribuer un rôle périphérique n'ont rien de neuf pour les États les plus industrialisés, même si l'échange inégal est aujourd'hui soutenu par des stratégies d'harmonisation des normes ou de défense de la propriété intellectuelle[33].

Si on peut parler du régime pharmaceutique comme d'un régime impérialiste ou néocolonial, il suit toutefois une logique très différente des formes classiques de colonisation et de domination. Ce qui est en jeu ne relève ni d'une domination territoriale directe ni d'une exploitation de matières premières. Au contraire, le régime logistique pharmaceutique encourage les émergences économiques et industrielles, ainsi que la multiplication des producteurs dans des territoires en développement. L'exercice du pouvoir se trouve ailleurs, dans la définition des circuits de médicaments, au niveau aussi bien de la fixation des prix que des barrières de régulation sanitaire, des droits de propriété, des zones franches et des routes privilégiées. Pour illustrer cet argument, il faut encore une fois revenir sur les saisies. Dans un cas, les marchandises retenues par les douanes européennes provenaient d'Inde et étaient à destination du Vanuatu. On pourrait s'étonner de l'étrange trajet que s'apprêtaient à parcourir les médicaments : alors que le Vanuatu se situe à environ 10 000 km à l'est de l'Inde, pourquoi les envoyer d'abord 7 000 km plus à l'ouest ? Du point de vue de la consommation de carburant, cela paraît absurde. Mais ce trajet prend tout son sens si l'on tient compte de la fixation des trajectoires. De nombreux travaux en logistique ont montré que la distance n'est qu'un des paramètres à prendre en compte du point de vue économique. Par ailleurs, les centres logistiques qui catalysent les trajectoires sont aussi des pôles de contrôle économique et politique. Ce sont les acteurs de ces pôles qui définissent, légitiment et assignent les trajets des biens de l'économie mondiale dans le régime logistique.

Dans ce régime de circulation, si les points d'origine sont multiples, en revanche le pouvoir tend à fixer les trajectoires : par des brevets ou des accords de licence, les entreprises et les États assignent des trajets aux médicaments. Pour les acteurs dominants, l'enjeu principal est moins de garder la mainmise sur la production et la distribution – un tel objectif paraît chaque jour moins réaliste – que de parvenir à fixer les trajectoires et à organiser les déplacements. Cela témoigne d'un redéploiement du pouvoir, dans un monde où il n'est pas de maîtrise absolue sur « qui produit », « qui distribue », « qui consomme ». L'objet du régime logistique est désormais l'organisation des trajectoires possibles – l'interdiction des unes et l'autorisation des autres. Les acteurs dominants peuvent ainsi ouvrir des routes, alimenter des flux et poursuivre des stratégies monopolistiques, alors même qu'ils ne sont plus les producteurs des marchandises qui circulent.

Dans cette perspective, la fixation des trajectoires par le régime logistique pharmaceutique peut être interprétée comme une forme d'impérialisme. Elle s'apparente à une stratégie néocoloniale, alors même que la domination ne ressort pas d'un contrôle territorial, de l'exploitation des ressources d'une nation dominée, ou d'une hégémonie culturelle. Il s'agit plutôt d'une domination logée dans un agencement de règlements, de normes, de techniques de transport, de facilités offertes par des zones d'export. Dans cette forme d'impérialisme, la capacité des pays du Sud à commercer est reconnue, voire encouragée, mais elle est encadrée par des pratiques de droit, des normes techniques, des infrastructures de transport qui *dirigent* les circulations des biens. La fixation des trajectoires n'investit pas les territoires mais les interstices, les intervalles, les façons de les occuper et de s'y mouvoir – ou d'y mouvoir des choses. Autrement dit, dans le régime logistique pharmaceutique, n'importe qui peut vendre, mais n'importe qui ne peut pas vendre n'importe où. Il est par exemple difficile pour les firmes kenyanes de vendre ailleurs que sur le marché régional ; il est impossible aux firmes indiennes de vendre certains médicaments hors des territoires pour lesquels elles disposent d'une licence. En rendant les flux manipulables, le régime logistique les assigne et les contrôle à travers une catégorie particulière de l'impérialisme : le colonialisme des trajectoires.

L'industrie pharmaceutique a depuis longtemps montré sa capacité à préfigurer certaines tendances du monde marchand[34]. Il semble que, une fois de plus, les transformations à l'œuvre sur le marché des médicaments se situent à l'avant-garde des mutations du modèle de profit et de contrôle qui affectent le capitalisme contemporain. Le régime logistique pharmaceutique laisse entrevoir un capitalisme dont la prospérité repose sur la densification permanente des échanges marchands à travers la diversification, poursuivie sans relâche, des pôles d'offre et de demande[35]. Mais c'est également un capitalisme dans lequel les principes de pouvoir et de profit reposent sur « ce qui fait lien », à savoir les flux infinis qui unissent les consommateurs par les objets de consommation.

Mais comme toute forme de pouvoir, le régime logistique pharmaceutique ouvre autant de possibilités d'émancipation qu'il semble en fermer. Pour les saisir, il faut alors se tourner vers ceux à qui le régime n'attribue pourtant qu'un rôle subsidiaire de simples réceptacles interchangeables : les usagers des médicaments. Ce sont eux qui dans leurs actes quotidiens provoquent les multiples détours, diversions et soustractions qui subvertissent le régime.

7

DIVERSIONS DE FLUX ET CONTESTATIONS DU RÉGIME

Sujétion. Les citoyens-consommateurs

Si le régime pharmaceutique impose une politique aux circulations d'objets qui unissent des consommateurs, qu'en est-il alors de la citoyenneté des personnes dans le monde de la « citoyenneté des choses », pour reprendre les termes de Deborah Cowen[1] ? Notre droit à consommer des choses – c'est-à-dire à y accéder et à en tirer bénéfice – est façonné par l'organisation des flux et la logistique des circulations. L'approche par les régimes logistiques indique une autre dimension de l'expérience contemporaine de la citoyenneté et du politique, le citoyen étant non seulement acteur d'un espace public mais également consommateur d'un monde marchand. Dans ce monde, le régime n'opère aucune définition ou garantie des droits civiques ni même des droits socio-économiques des citoyens, mais se contente de définir et garantir leur accès à des biens, leur branchement à des flux, ou leur exclusion. La substance de la communauté est ainsi faite des flux de biens que le régime supervise et organise.

La figure du citoyen-consommateur n'est pas seulement un produit de l'évolution des marchés pharmaceutiques. Elle est le fruit d'une construction historique de long terme qui a accompagné la place grandissante prise par la vie marchande.

Les protestations contre l'organisation de la vie marchande, la formulation d'exigences en matière d'accès sont des thématiques anciennes qui montrent la porosité entre le statut de consommateur et celui de citoyen[2]. En même temps, le citoyen consommateur des régimes logistiques est une figure particulière du lien entre citoyenneté et consommation : il prend forme à l'ère de la logistique généralisée, du colonialisme des trajectoires, sous un régime qui vise à assurer l'optimisation, l'intégration et l'intégrité des flux de marchandises. Le consommateur-citoyen des régimes logistiques est ainsi confronté au contrôle des flux, à la rigidification des trajectoires des biens et à l'exclusion des stocks qui ne correspondent pas aux flux légitimés par le régime. Ses revendications, qu'elles concernent la disponibilité, les prix, les circuits, prennent la forme d'une intervention sur la direction des flux – sa résistance puise dans une activité de connexion/déconnexion des flux et dans la diversion des marchandises.

Trois histoires de diversion permettent d'illustrer ce propos[3]. La première est une histoire de malfaiteur, ou c'est sans doute ainsi qu'elle apparaîtrait si les journaux s'en étaient saisis. La deuxième est une histoire de héros, et la troisième celle de personnes ordinaires. Le lecteur ne sera pas dupe de ces stéréotypes ; il s'agit avant tout de s'appuyer sur des récits différents pour montrer la construction des rapports au contrôle des trajectoires dans les régimes logistiques. Les règles du régime logistique dominant y sont mises en cause par la production d'autres trajectoires, significations et modes d'administration. Dans la mesure où le statut des médicaments est contingent et où ceux-ci peuvent passer assez facilement d'un statut licite à un statut illicite, il est important d'identifier les moments de bascule, les « commutateurs » en fonction desquels un médicament change de condition. À travers des récits de vie, les moments de bascule, de diversion et de déviation n'apparaissent plus comme de simples problèmes de déviance, mais comme des épisodes de contestation en acte du régime logistique.

Marché noir et branchements de flux

À Nairobi, j'ai fait la rencontre de Francis, ancien usager de drogues illicites, dépendant à des médicaments de prescription. À la fin des années 1990, Francis était représentant commercial pour une firme qui importait et distribuait des médicaments au Kenya, principalement des médicaments non prescrits mais pas uniquement. Au cours de son activité, Francis a développé une addiction à des médicaments (diazepam, fenolbarbitol, barbituriques, rohypnol et codéine) qu'il consommait souvent en les mélangeant. Il finançait sa propre consommation en en revendant au marché noir, soit à des individus, soit à des pharmacies. Après quelque temps passé à revendre les médicaments de sa propre entreprise sur le marché noir, il est entré en contact avec d'autres revendeurs : « Au bout d'un moment, je me suis retrouvé lié à des gens qui revendaient des médicaments. Moi, c'était seulement quelques médicaments ici et là que je revendais. Eux, ils obtenaient directement au port un ou deux cartons qu'il fallait ensuite écouler. Des importateurs faisaient venir légalement les médicaments sur le marché mais eux les volaient et les revendaient au marché noir. Les gros voleurs volent directement au port[4]. »

Après l'addiction aux médicaments, Francis développe une addiction à l'héroïne. Pendant quelque temps, il alterne l'addiction à l'héroïne avec un traitement médicamenteux très puissant, puis il reprend de l'héroïne, avant de s'enfuir de son entreprise en volant une quantité de médicaments plus importante que d'habitude. Il lui faudra des années avant de mettre un terme à ces addictions et de régler les problèmes qui en découlent.

L'histoire de Francis noue trois enjeux. Il y a d'abord l'histoire de son addiction, ou plutôt de ses addictions, de la manière dont il les a développées et dont il est passé de l'une à l'autre ; ensuite, cette histoire est étroitement liée à la façon dont les marchés – noir et officiel – sont connectés ; enfin un troisième enjeu est celui de l'ordre des marchés, de leur organisation et, en particulier, la manière dont Francis interprète cet ordre. Ces trois enjeux sont noués : deux types de branchement (branchement d'addiction, branchements de marchés) et un ordre dans lequel ces branchements sont rendus possibles.

Commençons par l'histoire de ses addictions. Francis a été dépendant à l'héroïne après l'avoir été aux médicaments. Pour lui, la dépendance aux médicaments de prescription ne peut se comprendre que comme une suite d'allers-retours entre des consommations illicites de produits illégaux et des consommations illicites de produits légaux contrôlés, constituant une suite de branchements d'addiction : « Par exemple, les gens commencent avec l'héroïne, et puis après ils passent aux analgésiques. Puis ils reviennent à l'héroïne... Un problème c'est que quand tu es *addict* aux médicaments de prescription, tu ne peux pas toujours y avoir accès, du coup tu circules entre les consommations selon ce qui est disponible. Parfois c'est plus facile d'obtenir le médicament illégal que le médicament légal ! »

Cette circulation a été mesurée dans des études qui soulignent l'usage fréquent de médicaments de prescription à usage récréatif en combinaison avec d'autres drogues ou d'autres médicaments de prescription[5]. La consommation de médicaments de prescription dans le cadre d'addictions est plus rare au Kenya que celle de l'alcool, du cannabis, du khat, de la colle, de l'héroïne et de la cocaïne. Néanmoins, lorsque c'est le cas, c'est presque toujours en combinaison avec une ou d'autres addictions. Le diazepam, aussi appelé *tap tap*, ou le rohypnol seraient ainsi des consommations émergentes se répandant plutôt dans des milieux socialement favorisés, notamment en raison de leur disponibilité[6].

Le branchement des médicaments de prescription sur d'autres addictions entraîne des difficultés particulières de traitement : « Les addictions aux médicaments de prescription, c'est vraiment la chose la pire. Une addiction à l'héroïne, c'est presque plus facile à traiter. Parce que tu changes tout le temps, tu alternes entre des médicaments très différents. L'autre problème, c'est que les médicaments, que tu les combines ou pas, ce n'est pas comme l'héroïne avec laquelle tu te dis... ouah, c'est de l'héroïne, c'est hyper-dangereux... Les médicaments de prescription, tu n'as pas du tout la même représentation... J'ai eu deux suicides autour de moi avec des médicaments de prescription, les gens meurent à cause des addictions aux médicaments de prescription, ça les rend vraiment complètement défoncés. Tu deviens un zombie. Et en plus ça prend vraiment très longtemps pour en sortir... De toute façon tu ne peux pas remplacer les drogues par d'autres ou plus de drogues [...]. Moi j'utilisais environ cinq médicaments différents en permanence. J'ai vraiment commencé à aimer ça. Je rentrais chez moi, je me préparais, je commençais à dormir et puis j'avais un énorme *high*. Le lendemain j'allais au travail, les gens voyaient que je n'étais pas bien, trop médiqué, et ils me renvoyaient chez moi. Un jour j'ai compris et je me suis dit, ça suffit, je vais utiliser de l'héroïne. Puis je suis allé au travail le lendemain et on m'a dit : Ouah, t'as l'air tellement mieux ! [rires]. Bon évidemment j'ai continué, jusqu'à ce que je vole et m'enfuie… »

Les addictions impliquent un second type de branchement entre des marchés (légal/illégal). Pour Francis, il n'existe pas de continuité entre les deux, mais ils sont sans cesse connectés par le moyen de réorientations des flux, ce qui permet notamment de financer une addiction par des opérations de déviation : « Mon premier travail était représentant pharmaceutique. Je travaillais pour une compagnie. Pour un temps, vu que j'étais un addict, je vendais une petite partie de mon stock sur ce marché noir. » Ces branchements ne sont pas seulement valables au niveau individuel. Ils sont plus généralement les points de passage à travers lesquels le marché illégal et le marché légal interagissent constamment : les vendeurs illégaux ont des contacts avec des vendeurs légaux, des sites légaux de stockage et de distribution comme les pharmacies de détail alimentent en permanence le marché illégal, et des médicaments peuvent alternativement se retrouver sur le marché pour un usage légal ou un usage illégal. Francis explique : « Les *drug dealers* ont leurs connexions avec les pharmaciens. » Ce type de connexion implique que les médicaments enregistrés fournis par le secteur privé ou public formel peuvent se retrouver aisément dans le circuit illégal : « Les médicaments qu'on trouve sur le marché noir, ce sont des médicaments qui ont été dérobés dans le circuit privé, ou bien sur les étagères des hôpitaux, ou même directement à l'arrivée au port. » On sait que « les somnifères se retrouvent très facilement sur le marché noir ».

Les connexions ne se font pas de manière évidente, les circulations entre domaines ne sont pas nécessairement fluides. Cependant, pour Francis la faiblesse des moyens consacrés au respect de la régulation facilite énormément les flux de médicaments entre secteurs légal et illégal. Il suffit ainsi de « facilitateurs » comme le gain financier ou un peu d'insistance : « Ça va dans tous les sens. Ces médicaments que je revendais, je les vendais directement à des gens ou à d'autres pharmaciens. » Mais pourquoi à des pharmaciens, puisqu'ils peuvent obtenir les médicaments légalement ? « Évidemment je leur vendais beaucoup moins cher. Moi, j'avais les médicaments gratuitement, il suffisait que je les revende pour pas cher, par exemple pour la moitié du prix de gros. »

L'histoire de Francis entremêle deux formes de balancement entre le licite et l'illicite. D'un côté, son addiction fait alterner drogues licites et illicites ; de l'autre, les circulations de médicaments entre marchés légal et illégal, dont il a été un acteur en revendant les médicaments qu'il avait à disposition pour financer sa propre consommation. Mais ce double balancement ne prend tout son sens qu'à l'aune de l'interprétation que ne cesse de proposer Francis de son propre cas, et qui implique une compréhension plus large du marché pharmaceutique. Francis répète à plusieurs reprises au cours de l'entretien que la pharmacie, « c'est une industrie de milliards de dollars ! », ce qui rend particulièrement difficile de lutter contre les addictions qu'elle provoque. En effet, dans la perspective de Francis, le marché noir n'est pas une aberration mais suit une logique qui doit être mise au jour : « Tout marché a un ordre. Même le marché noir a son propre ordre implicite. Ça a l'air désordonné à première vue, mais il se peut très bien que des gens peu scrupuleux passent leurs commandes directement au marché noir. »

Cet ordre n'existe cependant qu'en relation avec le marché officiel, plus large, des médicaments avec ou sans prescription. Une première raison est ainsi le « manque » de régulation : « Ici on commence tout juste à réguler la vente de médicaments. Auparavant n'importe qui pouvait entrer n'importe où, demander n'importe quel traitement et l'avoir. Maintenant il faut faire un tout petit peu attention car il commence à y avoir des mesures, mais on est encore très très loin d'une régulation. »

L'absence de régulation ne porte pas seulement sur la facilité à obtenir des produits, elle est elle-même liée au manque de pharmaciens qualifiés, au manque de contrôle sur l'ouverture des pharmacies et au peu de connaissances qu'ont les vendeurs de médicaments sur les marchandises qu'ils distribuent : « Il n'y a pas assez de pharmaciens dans tout le pays pour s'occuper des pharmacies. La plupart des pharmacies sont dirigées par des techniciens de laboratoire... parfois juste par le cousin du propriétaire... et le type n'a aucune idée de ce qu'il vend. »

Le manque de régulation est soutenu par la compétition qui existe entre les marchands de détail, eux-mêmes s'étant multipliés pour répondre à la consommation croissante de médicaments et à la place occupée par la biomédecine dans les pratiques de consommation des Kenyans : « Tout le monde est en compétition pour le même marché... Les prix sont si incroyablement différents... Et donc ça laisse aussi la place à beaucoup de médicaments au marché noir... »

Un autre problème concerne le rapport entre la valeur des marchandises pharmaceutiques et les salaires de ceux qui, comme B., les transportent dans le cadre de leur métier :

« Les gens comme moi ont des salaires relativement faibles, mais ils transportent une valeur très importante en termes de produits, donc on vend, on rend vivant le marché noir de cette manière. »

Enfin, une dernière raison est le manque de conscience des médecins qui, poussés par l'industrie, prescrivent autant de médicaments que l'industrie leur demande d'en écouler : « Avant, les médecins prescrivaient du valium comme ça, comme des biscuits. Ils le prescrivaient par exemple dans le cas d'addictions à l'alcool, et en fait ils produisaient d'autres addictions... »

Selon Francis, la raison d'être du marché noir est liée au rapport entre les salaires très bas des personnes qui vendent des médicaments, la concurrence existant entre les pharmacies de détail de plus en plus nombreuses et la valeur élevée mais extrêmement variable des médicaments, qui favorisent un recours au marché noir, mais aussi à la responsabilité des médecins et de l'industrie qui pour générer plus de profits ne cessent de commercialiser plus de « drogues légales », quitte à alimenter le marché illégal. Dans l'histoire de Francis, l'existence du marché noir repose sur des branchements de flux : flux de médicaments détournés du marché officiel. Mais ces branchements de flux sont eux-mêmes déterminés par les conditions d'exercice sur le marché officiel : niveau des salaires, nombre de marchands de détail et concurrence, instabilité et variabilité des prix sur le marché officiel. L'existence de ce marché repose aussi sur la connexion entre les consommations légales favorisées par les fournisseurs de médicaments et les consommations illégales auxquelles aboutit le « trop-plein » de distribution de médicaments dans un marché en croissance. Ainsi, l'histoire de Francis fournit-elle une illustration de la manière dont le régime logistique dominant ouvre par ses contradictions de nouveaux branchements de flux qui conduisent à l'émergence et à l'alimentation d'autres marchés, comme le marché noir.

Clubs d'achat et détournements de flux

Une autre façon d'engager un rapport de contestation avec le régime logistique, en faisant la promotion de branchements alternatifs, apparaît dans le journal tenu (publié sur Internet) par Greg Jefferys au cours de son voyage en Inde. Il s'agit d'un Australien qui a découvert en août 2014, à soixante ans, qu'il était infecté par le virus de l'hépatite C. L'infection avait probablement été contractée de nombreuses années auparavant et était restée non détectée jusque-là. Au cours du second semestre 2014, alors qu'il s'informe sur les différentes manières de se débarrasser du virus, Jefferys découvre que le traitement le plus fréquent implique de nombreux effets secondaires pour un taux de réussite de seulement 60 %. Il apprend également qu'un autre traitement plus efficace, le sofosbuvir, est en cours d'examen par les autorités de régulation. Ce médicament n'est pas encore disponible en Australie mais peut être acheté aux États-Unis, à un prix qui le rend inaccessible : 84 000 dollars pour un traitement de trois mois. Comme le médicament est testé au cours d'essais mené à Melbourne et Sidney, Jefferys tente d'être enrôlé, mais il n'est pas considéré suffisamment malade. Alors qu'il commence à désespérer de son sort, il apprend que le traitement sera bientôt disponible en Inde pour une fraction du prix du médicament de marque original. À partir de ce moment,

Jefferys entre dans la complexité du système de distribution afin de trouver un moyen d'obtenir un traitement peu onéreux ; la solution la plus simple est de se rendre en Inde.

Une fois sur place, il fait l'expérience du tourisme médical, avec des complications dues à la nouveauté du traitement et à l'absence de lignes de conduite et de processus formel. Tout se passe de manière relativement inattendue. Lorsqu'il atterrit à Chennai, il entre en relation avec un autre patient qui lui conseille de se rendre chez un gastro-entérologue exerçant dans l'un des plus importants hôpitaux de la ville. Mais il doit y aller sans attendre car le médecin va s'absenter pour une quinzaine de jours (et Jefferys ne peut rester que dix jours en Inde). Le médecin doit lui remettre une prescription qui lui permettra de se procurer le médicament. Mais il n'a pas avec lui tous les résultats dont le médecin a besoin – en particulier, les résultats obtenus avec le Fibroscan. Ils passent toutefois un arrangement et Jefferys obtient la prescription en s'engageant à passer un examen le jour suivant.

Cette première épreuve surmontée, Jefferys découvre la complexité des réseaux indiens de distribution dans le cas de traitements contre une maladie telle que l'hépatite C. Après avoir enfin réussi à obtenir leur numéro de téléphone, il entre en contact avec deux distributeurs (Mylan et Cipla), mais la communication est compliquée par les différences linguistiques et n'aboutit à rien. Il tente de rencontrer les personnes, ce qui lui prend quelques jours de plus mais lui permet finalement de passer commande. Il choisit d'acheter le produit sous le nom de marque Sovaldi, un peu plus cher que la version générique, mais sa prescription mentionnait précisément le Sovaldi et non pas la dénomination générique. Il souhaite aussi éviter tout problème avec les douanes. Lorsque la commande arrive, elle n'est pas apportée par un agent du distributeur, mais par un grossiste. Il s'avère qu'il n'est pas possible d'obtenir trois flacons de Sovaldi (le traitement complet) à cause des pratiques antidiversion de la firme. Après avoir craint de devoir repartir sans le traitement complet, Jefferys parvient à obtenir un flacon de Sovaldi et deux de MyHep, la version générique commercialisée par Mylan, le tout payé en argent liquide. L'expérience vécue par Jefferys repose ainsi sur la découverte au jour le jour des pratiques de distribution.

Il commence son traitement une fois rentré et guérit en trois mois. Cette réussite est largement médiatisée, grâce au blog tenu au cours de son voyage et à des articles publiés dans la presse locale après son retour. Il devient ainsi le « touriste médical 0 » pour l'hépatite C. Cet épisode montre comment un patient entre dans la chaîne de distribution pour se procurer un médicament de manière non conventionnelle.

Mais l'histoire ne s'arrête pas là. Une fois rentré en Australie, il reçoit des messages du monde entier de personnes à la recherche du médicament. Son expérience prend une dimension collective. Elle nous invite à regarder l'engagement individuel dans le régime logistique en relation avec une pratique collective plus large de contestation.

Dans le film *The Dallas Buyers Club*, Matthew McConaughey interprète le rôle de Ron Woodroof, personnage réel à l'initiative, à la fin des années 1980, du Dallas Buyers Club, un groupe d'achat qui importait aux États-Unis de nombreux médicaments contre le VIH dont certains non enregistrés, ce qui a donné lieu à des conflits avec la Food and Drugs Administration. Dans son histoire de la lutte contre le VIH, Steven Epstein rappelle qu'en 1987 une dizaine de groupes similaires (aussi appelés *guerrilla clinics*) existaient aux États-Unis, ainsi qu'au Canada et à Londres[7]. Le principe d'un groupe d'achat est d'organiser une importation illégale de médicament en raison de l'indisponibilité du traitement (pour des raisons d'enregistrement ou de prix). L'activité de ces groupes étant fondée sur un activisme d'accès à la santé, elle génère peu ou pas de profit pour ceux qui y sont impliqués ; cependant, chaque traitement importé de cette manière peut constituer une perte financière pour le détenteur du brevet. Bien entendu, les compagnies pharmaceutiques sont au courant du risque financier présenté par les politiques de tarification différenciée et les restrictions géographiques qui les accompagnent. Par conséquent, elles tolèrent quelques fuites comme inévitables. Cependant, la limite entre « quelques fuites » et des « fuites importantes » n'est pas toujours facile à déterminer. Le vice-président exécutif des affaires médicales de Gilead a ainsi déclaré : « On s'attend à quelques fuites, notre but n'est pas de les arrêter à 100 %. Si nous voulions faire cela, nous aurions procédé de manière draconienne en restant hors de ce pays [l'Inde]. Mais nous voulons arrêter les fuites importantes[8]. » Quelques mois plus tard, un rapport du laboratoire mettait cependant en garde contre la possibilité d'obtenir des contrefaçons par le biais des clubs d'achat : ses dirigeants étaient de plus en plus inquiets du manque à gagner[9]. Cette pratique n'est pas non plus réservée aux pays les plus riches. Elle a été particulièrement développée dans les années 1990 et au début des années 2000 avec les traitements contre le VIH pour des raisons de coût et de disponibilité[10]. Elle a été pratiquée dans plusieurs directions : du Brésil ou de l'Inde vers l'Afrique subsaharienne, de l'Europe vers l'Afrique subsaharienne principalement.

Un enjeu central des groupes d'achat est « comment » faire diversion dans le système logistique. Un activiste explique qu'il avait commencé à envoyer du sofosbuvir générique indien dans d'autres pays à partir de septembre 2015. Au moment de notre rencontre, en mai 2016, il envoyait environ 100 traitements par mois à des patients partout dans le monde : en Europe, en Amérique du Sud, en Asie centrale, etc. Très vite, il insiste sur l'importance du savoir logistique : « Ce qui m'a aidé à mettre en place le groupe d'achat, c'est le travail que j'ai fait dans mon organisation précédente sur la logistique des médicaments – c'est de là que je tiens mes connaissances[11]. » L'essentiel de son temps est consacré à trouver comment organiser les transferts, le dépôt de l'argent, et comment un traitement peut passer les frontières d'un pays : « Par exemple, si vous demandez depuis la Serbie, ça peut être difficile. Mais si vous avez un ami en Roumanie, c'est facile : je peux y envoyer les médicaments. Beaucoup de Serbes ont des amis en Roumanie, et ils peuvent aller en Roumanie et revenir avec les médicaments. Parce que les officiers des douanes n'autoriseront pas les médicaments à entrer en Serbie par la Poste, même avec une prescription. Du coup je vois avec les patients serbes s'ils ont des amis qui peuvent les aider en Roumanie et j'envoie les paquets. »

Importer le médicament dans un pays suppose de l'exporter de l'Inde, et par conséquent d'organiser les envois de manière à ne pas éveiller les soupçons des douanes : « De là où je suis basé en ce moment, on passe par trois ports. Ça passe par différents officiers des douanes et ça, c'est un très bon point. J'ai aussi fait passer mes colis par des transporteurs différents pour les rendre moins visibles. »

Cette activité logistique est considérée comme une manière de contourner les restrictions imposées à la fois par les firmes pharmaceutiques et les gouvernements : « J'ai dit à ma famille : gardez bien à l'esprit que ce que je fais n'a rien à voir avec des narcotiques. Ce sont des médicaments complètement légaux. Ce que nous combattons, ce sont les restrictions géographiques décidées par la *Big Pharma*. [...] Je sais que je travaille dans des zones grises, mais il faut le faire. Quelqu'un doit prendre l'épée. Ce n'est pas possible de laisser les choses comme ça et de laisser les compagnies, les capitalistes faire les règles et les régulations qui décident de qui survit et qui meurt. »

L'histoire de Jefferys et le cas des groupes d'achat illustrent une manière de s'engager de façon critique dans les régimes logistiques. Elle souligne à quel point la contestation se situe *dans* les chaînes d'approvisionnement et les circuits de distribution. Dans cette perspective, les trajectoires des médicaments déterminent l'accès et sont façonnées par la propriété intellectuelle, les capacités de production, les accords de licence territorialisés. Les individus s'engagent cependant de manière critique en créant leur propre circuit, concurrent de ceux imposés par le régime. Leur intervention constitue une mise en cause des régimes logistiques pharmaceutiques, dont la spécificité est ici de « détourner » ou « divertir » des flux et non de brancher différents flux ensemble. Alors que Francis connecte les flux du marché légal avec ceux du marché illégal, et des pratiques de consommation légales avec des pratiques de consommation illégales, Jefferys et les groupes d'achat détournent des flux conçus pour certains espaces géographiques en les destinant à d'autres espaces. Leur action consiste non en un branchement de flux, mais en leur détournement.

Automédication et ruptures de flux

Asha, qui vit dans le Bihar, souffre de tuberculose. Son village, dont les habitants appartiennent à une basse caste, se trouve loin de la route et n'a pas l'électricité. Elle nous explique d'abord avoir des problèmes de santé et nous raconte les difficultés qu'elle rencontre[12]. Puis elle nous montre une boîte de médicaments estampillée « DOTS » (*Directly Observed Therapy*), le label du traitement contre la tuberculose[13]. En raison des fortes résistances au traitement identifiées en Inde, le traitement doit être administré en présence d'un personnel spécialisé. Lorsque Asha montre sa boîte de médicaments, les traitements n'ont visiblement pas été suivis : les emballages d'aluminium sont ouverts à moitié, certains comprimés ont été pris, d'autres non. Asha explique pourtant qu'une travailleuse de santé communautaire vient de temps en temps au village. Mais il est trop éloigné de la route pour qu'elle vienne aussi régulièrement qu'il le faudrait et, lorsqu'elle vient, elle n'a pas le temps de discuter avec Asha.

Le Bihar est l'un des États les plus pauvres d'Inde. L'accès aux soins et à la santé y est d'une difficulté extrême, et la qualité des soins est souvent très faible, avec peu ou pas d'accès aux médicaments dans le système public. Ce sont donc les *gaon ka doctors* (docteurs de village), souvent appelés charlatans (*quacks*) par les personnels de santé du secteur formel comme par les patients, qui fournissent des soins et des médicaments. La plupart de ceux que nous avons rencontrés n'avaient ni licence, ni diplôme, ni formation qui les autoriseraient à prescrire ou à vendre des médicaments. Ils en fournissaient pourtant de toutes sortes, des vitamines aux antibiotiques, tout en agissant comme les personnes en charge des premiers soins, renvoyant les patients au système public ou privé lorsqu'ils ne parvenaient pas à les guérir. Il ne s'agissait pas seulement de reconnaître une division des tâches avec, par exemple, les hôpitaux publics, mais surtout de pouvoir continuer à pratiquer : « Nous n'acceptons pas les patients que nous ne pouvons pas guérir. Nous sommes des gens très connectés à la société. Pas possible de prendre de risque, ça nous fait peur. Si le patient n'est pas guéri dans les quatre ou cinq jours, ça nous retombera dessus[14]. »

La situation des docteurs de village, comme fournisseurs de soin et de médicaments, les met dans une position particulière dans le système de régulation pharmaceutique ; ils en font usage pour contourner des règlements contraignants :

« – Est-ce que vous avez besoin d'une licence pour tenir une boutique médicale ?

– Bien sûr, si vous avez une boutique médicale, même dans un village, vous avez besoin d'une licence. Si vous vendez certains antibiotiques, vous avez besoin d'un réfrigérateur, d'un bâtiment en ciment avec un espace de stockage conforme.

– Vous avez un réfrigérateur ?

– Oui.

– Vous avez une licence ?

– Non, c'est même pas une boutique. Nous, nous sommes des médecins de zone rurale [*rural medical practitioner*]. Ce que nous faisons, c'est de l'aide sociale.

– Il y a bien un certificat pour les praticiens en zone rurale ?

– Oui, c'est un certificat qu'on obtient à Patna [la capitale de l'État]. Mais il faut faire un cursus de six mois pour cela, et nous, on ne l'a pas fait[15]. »

La plupart d'entre eux obtiennent leurs médicaments auprès d'officines des environs, bien que certains soient en contact avec des agences de vente de gros dans la capitale du district. Plusieurs des docteurs de village ont des liens directs avec les vendeurs de médicaments de détail. Dans certains cas, un membre de la famille travaille en tant que docteur tandis qu'un autre s'occupe de la pharmacie attenante.

Les docteurs de village sont loin d'être les seuls acteurs du système de santé qui agissent en dehors du cadre de régulation. Il faut retenir le rôle des vendeurs de médicaments au détail, qui n'ont ni diplôme ni licence pour vendre des médicaments : ils n'ont aucune autorisation légale pour le faire. Ensuite, on trouve les vendeurs de détail qui n'ont pas de diplôme et ne sont donc pas enregistrés comme pharmaciens, mais ont une licence. Cette pratique est fréquente, et de nombreux vendeurs de détail que nous avons interrogés ont déclaré avoir réussi à obtenir une licence grâce à des amis ou à des membres de la famille eux-mêmes enregistrés. Dans ce cas, l'interprétation du *Drugs and Cosmetics Act*, qui prévoit que les médicaments doivent être vendus « sous la supervision directe d'un pharmacien enregistré », est très lâche. On peut se demander à quel point cette supervision est directe lorsque le détenteur officiel de la licence vit à plusieurs centaines de kilomètres de la boutique où se trouve le vendeur. On rencontre aussi une autre catégorie de détaillants : des pharmaciens enregistrés et licenciés. Un seul des vendeurs de médicaments rencontrés pendant notre enquête était dans ce cas. Mais pour toutes ces catégories, la vente de médicaments de prescription doit être faite « sur prescription d'un praticien médical enregistré ». Pourtant, toutes les personnes interrogées dans les boutiques ont reconnu vendre des médicaments comme des antibiotiques sans demander de prescription. Les vendeurs combinent dans leurs discours des termes comme « vendre », « donner » et « prescrire » : « Il y a beaucoup de patients pour qui je sais quel médicament leur convient. Alors, je leur donne ce médicament-là. Si je leur donne des médicaments et qu'ils ne sont pas guéris, ce sera un problème. Par la grâce de Dieu, la plupart du temps, quel que soit le médicament que je prescris, il marche sur les patients[16]. »

Ces multiples catégories montrent d'abord que le régime logistique pharmaceutique n'implique pas de garantir dans les mêmes conditions l'accès des populations les moins protégées et disposant des ressources les plus faibles aux médicaments. Elles montrent que, dans certaines situations, l'accès aux médicaments ne peut avoir lieu que dans des conditions qui relèvent de l'illicite : médecins sans diplômes ni licence, pharmaciens sans diplômes ni licence. Ce sont parfois les seuls interlocuteurs des patients cherchant à obtenir des médicaments. Dans ce contexte, l'entrée dans l'illicite ne résulte ni d'un comportement de déviance sociale (comme la consommation de drogues) ni d'une forme d'activisme d'accès (comme les clubs d'achat). Elle témoigne d'une réaction admise par tous, de l'État aux firmes pharmaceutiques en passant par les patients, face aux « trous » du régime logistique. En un sens, il n'y a ici ni « branchements » ni « détournements », mais bien plutôt rupture dans le régime logistique[17]. C'est aussi pour cette raison que l'automédication doit être analysée autrement que comme une pratique de non-respect des normes médicales[18] : elle est provoquée par les trous dans le dispositif et témoigne de l'ambiguïté d'une pratique à la fois déviante et entièrement conforme à la structure du régime.

D'un côté, Asha observe son traitement de manière discontinue avant un arrêt complet. Il y a rupture du point de vue de l'observance. De l'autre côté, les acteurs censés soutenir le régime logistique, comme les institutions publiques de l'approvisionnement en médicaments, les médecins, les pharmaciens de détail, ont disparu et été remplacés par des personnes sans qualifications officielles. Il est alors difficile de savoir si la rupture doit être attribuée aux patients, si elle est provoquée par les personnes qui s'insèrent illicitement dans le système de distribution, ou si elle est le fait du régime lui-même qui se cantonnerait à un espace limité – par exemple les grandes villes ou les États plus riches –, laissant ensuite le soin aux individus de gérer par eux-mêmes les formes d'observance, de prescription et d'approvisionnement.

Ce dernier exemple illustre une autre facette des critiques et contestations pratiquées au sein du régime logistique. Dans cet exemple, ce n'est ni la figure déviante de l'usager de drogue ni celle, héroïque, de l'activiste, qui est à l'origine de diversions de flux. C'est celle d'un patient abandonné par l'État, que les médicaments gratuits du système public n'atteignent pas et que les institutions n'ont jamais complètement pris en charge, qui se fournit sur un marché privé auprès de médecins et de pharmaciens qui n'en sont pas tout à fait – un ersatz de pratique médicale, selon Sarah Pinto[19]. Ce dernier exemple montre ses tentatives, souvent infructueuses, de joindre les pointillés du régime logistique. Il illustre donc un mode d'engagement critique ambigu face au régime logistique : la rupture de flux.

Des vies électriques, branchées sur les circuits

Ces différentes situations constituent autant de mises en question du régime logistique contemporain ou, du moins, du fantasme de contrôle absolu des trajectoires pharmaceutiques affichées par les firmes et les institutions internationales de santé publique. Par des délits motivés financièrement, par des actes militants, par des actes d'automédication et par le recours aux services de prescripteurs et de détaillants non enregistrés auprès des pouvoirs publics, les consommateurs et usagers des médicaments mettent en cause les trajectoires imposées. Du point de vue normatif, il est impossible de considérer ces diversions en bloc. Il n'y a *a priori* rien de comparable entre la situation d'un usager de drogues, celle d'un activiste de l'accès aux médicaments et celle d'une paysanne biharie qui rompt l'observance de son traitement. En revanche, du point de vue d'une analyse critique du régime logistique, ces diversions relèvent d'une même catégorie de mise en question des logiques de codage et d'imposition de trajectoires. Chacune, à sa façon, met en évidence l'impossibilité d'assigner des trajectoires de manière définitive, la persistance inévitable de fuites, de débordements ou même d'effondrements du régime logistique.

Esquissons une interprétation deleuzienne de ce phénomène, en insistant sur l'approche par les flux. Le régime logistique gouverne les flux de médicaments en mettant sur le marché un nombre croissant de produits censés soigner des maladies, et fabriqués dans des conditions de standardisation détachées des lieux de production. Mais, parallèlement à ces opérations de contrôle, les individus sont amenés à interagir fréquemment avec les flux pour les réorienter, modifier les branchements, les connecter à d'autres flux : des trop-pleins menant à l'intoxication, des flux créés par des impératifs moraux ou d'autres reposant sur des assemblages et des opérations imprévus. Cette activité peut être liée à des formes de désir constituées comme déviantes par le pouvoir étatique : les flux sont alors non seulement dérivés mais aussi rebranchés sur d'autres flux. Elle peut être liée à la nécessité de l'accès : il faut détourner les flux pour permettre de satisfaire des besoins qui ne peuvent être satisfaits dans le système contrôlé par le complexe étatique-industriel. Elle peut être liée à la faillite du régime logistique, ou tout au moins à son incapacité à mener à bien le projet de maximisation des flux tout en couvrant l'ensemble des populations : ce qui est alors mis en évidence est une rupture. Dans tous ces cas, les diversions opérées par les individus mettent en cause l'intense activité par laquelle le régime logistique gouverne les flux[20].

Cette approche est enrichie par la notion de « circuit du médicament » (*drug circuit*), employée par l'anthropologue Kristin Peterson[21]. Cette notion permet de décrire deux niveaux différents de circulation des médicaments. D'abord, le circuit du médicament peut être celui du médicament comme objet de logistique dans un système sanitaire. Le *drug circuit* peut être mis en équivalence avec la notion de chaîne d'approvisionnement[22]. Le *drug circuit* peut aussi correspondre à la circulation du médicament une fois ingéré : c'est la cinétique et l'absorption du médicament dans l'organisme. Mais si l'on prend au sérieux la métaphore électrique connotée par la notion de circuit, alors le circuit du médicament est susceptible de multiples modifications et dérivations, à travers lesquelles ni l'objet transporté par le système logistique ni la molécule circulant dans l'organisme ne conservent les mêmes propriétés ou les mêmes effets. Les branchements de circuits, les détournements et les dérivations opérés par les individus ou les institutions rebattent en permanence les cartes de l'organisation des flux à la fois au niveau international de la logistique et au niveau physiologique de l'absorption. Face au contrôle drastique opéré par le régime sur les trajectoires des flux, l'inventivité sociale décode, dérive, débranche, condense et génère de nouveaux flux. L'illicite exprime ainsi pour partie la dimension électrique de la vie des individus sous le régime logistique.

La description des « politiques de la vie » du régime logistique doit prendre en considération l'activité particulière des individus confrontés à un système d'administration, de distribution et de dispensation des médicaments[23]. La plupart du temps, les consommateurs de médicaments sont conçus comme une simple extrémité de la chaîne du médicament. Ils ne connaissent généralement ni les prescriptions, ni les règles de dispensation et d'observance, ni la composition, ni la trajectoire des médicaments qu'ils absorbent. La logistique comme la pharmacocinétique des médicaments leur demeurent étrangères. Pourtant, les consommateurs ne cessent de perturber le schéma que tend à imposer le régime logistique. Alors que le rêve porté par le régime logistique est celui de citoyens-consommateurs reliés mécaniquement au système de production des traitements, la réalité lui inflige un démenti constant. Pas un codage de flux ne reste stable, pas un circuit ne se maintient : l'intervention des individus au sein du régime logistique se solde par une redéfinition incessante des flux. Ces comportements signent la contestation d'une forme particulière d'impérialisme – un impérialisme qui vise moins à extraire des richesses de la nature ou à écouler des stocks qu'à garder la mainmise sur les trajectoires, leur volume, leur densité, leur valeur, leur signification, et à travers ces opérations imposer des formes de vie. Le colonialisme des trajectoires affiche un libéralisme de façade : pourvu que ça circule ! Pourtant, si ça circule un peu trop, si ça flue un peu à côté, si ça coule un peu rapidement, alors le régime laisse voir sa finalité réelle et reprend contrôle des flux : c'est pour la santé publique ! Mais l'accomplissement de cet objectif est une tâche infinie. Les flux échappent car ils sont toujours décodés ou rebranchés. Les formes de diversion sont donc autant de mises en cause du régime logistique et du colonialisme des trajectoires.

L'illicite pharmaceutique ne nous renseigne pas seulement sur les nouvelles géographies industrielles ou sur le complexe de la santé publique internationale. Il constitue une figure susceptible d'interroger une caractéristique du capitalisme contemporain comme régime de mise en circulation d'objets technologiques et mise en ordre des flux au sein de régimes logistiques. Il donne à voir le rêve capitaliste d'une maîtrise absolue des flux d'objets – il en montre à la fois le caractère illusoire et infini. Illusion provoquée par une illusion, le médicament illicite suggère une particularité essentielle du monde capitaliste, non pas comme monde de rapports humains médiés par l'argent, mais comme monde de flux d'objets médiés par des principes d'organisation, de catégorisation, de classement, d'ordonnancement. Cela nous renvoie à la citation de Gilles Deleuze et Félix Guattari placée en exergue de ce livre : le capitalisme a terrifié toutes les sociétés, inspirant la « peur panique d'un flux qui se déroberait à leurs codes ». Mais le capitalisme lui-même prospère sur l'idée d'une maîtrise absolue des flux, sur la production continuelle de séparations entre les bons et les mauvais flux, sur l'intégration des uns et la désintégration des autres. Le médicament illicite est alors la proue échouée du rêve logistique, le rejeton coupable d'une ambition démesurée et inassouvie, projetant un monde de circulations toujours plus nombreuses et toujours mieux classées, de flux toujours plus denses et toujours mieux canalisés – un monde où l'accumulation du capital mettrait enfin en ordre les relations des humains par les relations des objets.

Dans un tel monde, la vie électrique est celle qui, indissolublement, se forme au gré des flux gouvernés par la logistique, et celle qui fuit en tous sens. C'est la vie qui se forme dans les réseaux de circulation et d'ingestion de produits de consommation. C'est la vie qui prend part aux conflits entre conceptions différentes de flux, entre pratiques concurrentes d'orientation des flux. C'est la vie qui se décide dans l'entrelacs des flux de marchandises. Nos vies sont électriques, insérées dans les multiples circuits des flux marchands : il peut alors suffire d'une étincelle...

Remerciements

L'écriture de cet ouvrage a bénéficié des commentaires avisés de nombreux lecteurs. Je tiens donc tout d'abord à remercier celles et ceux qui m'ont permis d'ordonner le *flux des idées* en commentant une partie de ce livre lorsqu'il était en cours de rédaction : Dinesh Abrol, Sara Aguiton, Marine Al Dahdah, Carine Baxerres, Valentine Becquet, Alila Brossard-Antonielli, Lydie Cabane, Fanny Chabrol, David Demortain, Dominique Dourojeanni, Vincent Duclos, Dimitry Dugeny, Jean Foyer, Anne Gosselin, Nils Graber, Koichi Kameda de Carvalho, Joan Kariuki Kungu, Nils Kessel, Jean-Baptiste Lanne, Chloé Leclère, Anne-Marie Moulin, Étienne Nouguez, Kristin Peterson, Jessica Pourraz, François Quet, Yves-Marie Rault, Emilia Sanabria, Sauman Singh, Kaushik Sunder Rajan, Alain Vaguet, Frédéric Vandenberghe, Jérémy Ward. Philippe Pignarre s'est livré à un travail d'édition exigeant et méticuleux, et m'a fait goûter aux plaisirs de l'écriture hors de l'académie. Maurice Cassier, avec sa générosité légendaire, m'a fait l'honneur de se plonger dans l'intégralité du travail pour m'aider à y trouver ce à quoi je tenais.

J'ai eu l'occasion d'éprouver et d'affiner mes arguments au cours de nombreux séminaires et conférences. Certains de ces événements se sont avérés particulièrement fructueux et ont beaucoup nourri ma façon de poser les questions. Je remercie ainsi Julia Hornberger et Cori Hayden et tous les participants de l'atelier « Good Copy/Bad Copy » à Konstanz en décembre 2013 ; Lydie Cabane et Josiane Tantchou pour les échanges initiés à l'occasion du panel « Sciences, techniques et politiques en Afrique » en juillet 2014 à Bordeaux ; le réseau Anthropologies of African Biosciences dont le colloque sur « Dreaming of Health and Science in Africa », en juin 2015 à Cambridge, a été riche de découvertes ; Carine Baxerres et Fanny Chabrol pour le panel « Entre abondance et rareté. Le rapport ambigu de l'Afrique au médicament », à Paris en juillet 2016 ; Parvathi Iyer, Hemant Kumar et le Centre for Studies and Research in Science, Technology and Innovation Policy pour l'atelier « Emerging Challenges of Pharmaceutical Manufacturing in India », en mars 2017 à Gandhinagar ; Carine Baxerres et les participants du colloque « Régulations, Marché, Santé », à Ouidah en mars 2018 ; René Gerrets et Patricia Kingori, dont l'atelier « Genuine Fakes », en mai 2018 à Amsterdam, m'a permis de trouver les derniers mots de ce manuscrit. Au cours des années, le séminaire « Produire et innover au sud » dirigé par Maurice Cassier a été une source renouvelée d'inspiration.

Les premiers pas du projet, en Inde et au Kenya, alors que je me trouvais dans une certaine précarité institutionnelle et financière, ont été facilités par le soutien du Centre des sciences humaines de Delhi, de l'Institut français de Pondichéry, et de l'Institut français de recherche en Afrique à Nairobi. Je remercie en particulier Marion Asego, Guy Attewell, Basudeb Chaudhuri, Marie-Aude Fouéré, Marie-Emmanuelle Pommerolle, Christian Thibon pour l'accueil qu'ils m'ont fait – mais aussi Othmane Chaoui et Caroline

Vigot, qui ont participé de bon cœur à la logistique de mes séjours kenyans dès qu'ils en ont eu l'occasion. À partir de 2015, j'ai été hébergé au Centre for Studies in Science Policy de l'université Jawaharlal Nehru, dont les membres m'ont aidé autant que possible à me faire sentir « à la maison » : Saradindu Bhaduri, Madhav Govind, Venni V. Krishna, Anup Kumar Das, ainsi qu'Abha Arya et les étudiants du groupe « Digital Studies in the Global South » ont été des partenaires de recherche particulièrement accueillants et dynamiques. Anil, Gopal et Seema ont aussi facilité grandement mon séjour en m'aidant à comprendre les arcanes de l'administration indienne.

Au CEPED, mon laboratoire de rattachement en France, je bénéficie depuis mon arrivée des conseils bienveillants et de l'attention aiguisée de mes collègues. Je tiens en particulier à remercier Danièle Cavanna, Michelle Coste, Étienne Gérard, Ginette Régiste et Stéphanie Thoby d'assurer la bonne marche de la machine contre vents et marées. Un immense *yassou* à Rigas Arvanitis, qui me suit depuis les débuts de mon périple IRDien.

C'est l'Ifris qui a permis à cette enquête de prendre forme en finançant ce qui n'était au départ qu'un projet postdoctoral un peu flou. Cette institution s'est par la suite révélée un lieu idéal pour initier des discussions transversales sur les sciences et les techniques et échafauder des idées, si saugrenues soient-elles. Mention spéciale à Sara Aguiton, Fabrizio Li Vigni, Clément Marquet, Benjamin Raimbault, avec qui j'ai esquissé quelques pas en terre techno-deleuzienne – espérons que la route sera longue !

Plusieurs projets collectifs ont contribué à façonner mon approche du problème : je remercie en particulier Audrey Bochaton et Laurent Pordié de m'avoir fait partager l'aventure « Circulations illicites du médicament en Asie du Sud-Est », ainsi que Fred Bourdier qui a été un *quasi*-membre du groupe ; Jean-Paul Gaudillière pour m'avoir ouvert la porte de « GlobHealth: From International to Global », et Caroline Meier zu Biesen pour nos échanges sur l'axe Inde-Afrique ; David Dumoulin et Mina Kleiche pour les discussions au long cours dans le cadre du projet « Sciences, technologies et postcolonialité dans les Suds » ; Marine Al Dahdah et Aalok Kumar pour m'avoir fait découvrir la pharmacie depuis l'intérieur de l'Inde au cours de nos marches dans la campagne biharie.

Je tiens aussi à remercier toutes les personnes qui ont accepté de répondre à mes questions, se prêtant au jeu de l'entretien sans toujours voir où je voulais en venir – mais le savais-je moi-même ? Et parmi eux, du fond du cœur, je salue les activistes de la santé, jeunes et moins jeunes, qui m'ont sensibilisé aux enjeux de la pharmacie et de l'accès aux médicaments dans les Suds.

Dominique Dourojeanni, Emmanuelle Quet, François Quet, Maurice Quet ont souvent accepté de jouer les cobayes lors de la préparation de ce projet. Et ce n'est pas ma seule dette envers eux ! Ils ont toute mon affection, malgré la distance qui trop souvent nous sépare.

Enfin, pas une ligne de ce texte n'existerait sans la présence à mes côtés de Marine. Elle a non seulement lu, relu, écrit, récrit, interrogé, organisé, elle a aussi, et surtout, donné l'impulsion fondamentale qui a mis en mouvement cette « recherche en déplacement » dans laquelle elle occupe alternativement le rôle de pilote et de copilote. Je n'espère qu'une seule chose : que ce voyage ne s'arrête jamais.

Notes

Introduction

1. AFP Rennes, « Plus d'un million de sachets d'aspirine de contrefaçon saisis au Havre, un record », *La Voix du Nord*, 25 mai 2013.
2. Myriam Berber, « Faux médicaments. L'opération Biyela révèle l'ampleur de la fraude sur le continent », *rfi.fr*, 13 juin 2013, <rfi.fr/afrique/20130613-faux-medicaments-operation-biyela-revele-ampleur-fraude-le-continent/>.
3. AFP, « Millions de médicaments contrefaits saisis », *lefigaro.fr*, 27 juin 2013, <lefigaro.fr/flash-eco/2013/06/27/97002-20130627FILWWW00452-millions-de-medicaments-contrefaits-saisis.php>.
4. Comme on le verra plus loin, la dénomination même du problème traité ici pose problème. À la suite de discussions avec Laurent Pordié et Audrey Bochaton, j'emploie la notion d'« illicite » pour désigner l'ensemble des problèmes de circulations pharmaceutiques non autorisées et insister sur la dimension réglementaire *et* morale du problème public. Lorsqu'il est nécessaire de préciser le type d'infraction en jeu (péremption, qualité non standard, etc.), je recours à des termes plus spécifiques.
5. Jane Masiga, directrice des opérations pour MEDS, citée dans « Alliance to Fight Counterfeit Malaria Drugs in Kenya », *The Standard*, 3 mai 2015. Toutes les citations traduites de l'anglais l'on été par mes soins.
6. J'emploie fréquemment dans ce texte les termes Nord et Sud, parfois au pluriel. J'y recours « faute de mieux », en étant bien conscient de la nature approximative des entités que ces termes dessinent, comme des tensions qu'ils passent sous silence. Le choix d'une enquête simultanée en Inde et au Kenya met justement en évidence de profondes divergences d'intérêt au sein du bloc des Suds. En revanche, il me semble essentiel de reconnaître, même imparfaitement, les inégalités de pouvoir qui séparent aujourd'hui les nations les plus industrialisées des mondes émergents et en développement. Pour cette raison, parler en termes de Nord(s) et de Sud(s) garde encore une certaine pertinence.

7. Tim K. Mackey et Brian A. Liang, « Improving global health governance to combat counterfeit medicines: a proposal for a UNODC-WHO-Interpol trilateral mechanism », *BMC Medicine*, 11, 2013, p. 233.
8. Selon l'OMS, dans les pays en développement, 1 médicament sur 10 est de qualité inférieure ou falsifié, 28 novembre 2017, <who.int/mediacentre/news/releases/2017/substandard-falsified-products/fr>.
9. Christophe Zimmermann cité dans John Irish, « Customs group to fight $200 bln bogus drug industry », *Reuters*, 10 juin 2010.
10. John P. Renschler, Kelsey M. Walters, Paul N. Newton et Ramanan Laxminarayan (2015) « Estimated Under-Five Deaths Associated with Poor-Quality Antimalarials in Sub-Saharan Africa », *The American Journal of Tropical Medicine and Hygiene*, 92/6, supplément juin 2015, p. 119-126.
11. UNODC, « New UNODC Campaign Raises Consumer Awareness of Links Between Organized Crime and 250 Billion a Year Counterfeit Business », Communiqué de presse, 14 janvier 2014, <unodc.org/unodc/en/press/releases/2014/Januaryl/new-unodc-campaign-raises-consumer-awareness-of-links-between-organized-crime-and-250-billion-a-year-counterfeit-business.html>.
12. Commissaire adjoint de police, district du nord-ouest de Delhi, « Big Racket of Fake Medicines Busted by AATS/NWD », communiqué de presse, 21 septembre 2015, <59.180.234.21:8787/Press_Release_Details_iframe.aspx?cid=UhmuTuGOAXU= >.
13. Jennifer Cohn, Tido von Schoen-Angerer, Elodie Jambert, Guido Arreghini et Michelle Childs, « When Falsified Medicines Enter the Supply Chain: Description of an Incident in Kenya and Lessons Learned for Rapid Response », *Journal of Public Health Policy*, 34, janvier 2013, p. 22-30.
14. « Leukemia Patient Buying Unapproved Cancer Drugs from Abroad Released », *ChinaDaily*, 2 février 2015, <chinadaily.com.cn/china/2015-02/02/content_19466898.htm>.
15. Ellen 't Hoen et Fernando Pascual, « Counterfeit Medicines and Substandard Medicines: Different Problems Requiring Different Solutions », *Journal of Public Health Policy Advance Online Publication*, 16 juillet 2015.
16. David Bloor, *Knowledge and Social Imagery*, Routledge, Londres, 1976 ; Harry M. Collins, *Changing Order : Replication and Induction in Scientific Practice*, Sage, Londres, 1985 ; Steven Shapin et Simon Schaffer, *Léviathan et la pompe à air*, La Découverte, Paris, 1993 ; Michel Callon et Bruno Latour (dir.), *La Science telle qu'elle se fait*, La Découverte, Paris, 1991 ; voir aussi Dominique Pestre, « L'analyse de controverses dans l'étude des sciences depuis trente ans. Entre outil méthodologique, garantie de neutralité axiologique et politique », *Mil neuf cent. Revue d'histoire intellectuelle*, 25, 2007, p. 29-43.
17. Luc Boltanski et Laurent Thévenot, *De la justification.*

Les économies de la grandeur, Gallimard, Paris, 1991.

18. Didier Fassin, *Quand les corps se souviennent. Expériences et politiques du sida en Afrique du Sud*, La Découverte, Paris, 2006.
19. Bruno Latour, *Pasteur, guerre et paix des microbes*, La Découverte, Paris, 2011 ; Steven Shapin et Simon Schaffer, *Léviathan et la pompe à air*, *op. cit.*
20. Jean Foyer, *Il était une fois la bio-révolution. Nature et savoirs dans la modernité globale*, PUF, Paris, 2010.
21. Stefan Aykut et Amy Dahan, *Gouverner le climat ? 20 ans de négociations internationales*, Presses de Sciences Po, Paris, 2015 ; Bruno Latour, *Face à Gaïa. Huit conférences sur le nouveau régime climatique*, La Découverte, Paris, 2015 ; Stefan Aykut, Jean Foyer et Édouard Morena (dir.), *Globalising the Climate. COP21 and the Climatisation of Global Debates*, Routledge, Londres, 2017.
22. Lors de la relecture d'une première version de cet ouvrage, je découvre que Luc Boltanski et Arnaud Esquerre emploient la même image du glanage pour décrire leur méthode ; Luc Boltanski et Arnaud Esquerre, *Enrichissement. Une critique de la marchandise*, Gallimard, Paris, 2017.
23. George E. Marcus, « Ethnography in/of the World System: The Emergence of Multi-Sited Ethnography, *Annual Review of Anthropology* », 24, 1995, p. 95-117 ; Alain Caillé et Stéphane Dufoix (dir.), *Le Tournant global des sciences sociales*, La Découverte, Paris, 2013 ; Johanna Siméant (dir.), *Guide de l'enquête globale en sciences sociales*, CNRS Éditions, Paris, 2015.
24. Abdul Sheriff, *Dhow Cultures of the Indian Ocean : Cosmopolitanism, Commerce and Islam*, Hurst & Company, Londres, 2010.
25. David Dumoulin Kervran, Mina Kleiche-Dray et Mathieu Quet, « Les STS ont-elles un Sud ? Penser les sciences dans/avec les Suds », *Revue d'anthropologie des connaissances*, 11/3, 2017, p. 423-454.

1. Au commencement, le conflit

1. Une version initiale de ce chapitre a fait l'objet d'une publication commune avec Marine Al Dahdah sous le titre « Activité militante et dynamiques de globalisation d'une cause. L'accès aux médicaments face à la lutte anti-contrefaçon », *Sociologie du travail*, 59/4, 2017.
2. Émilie Cloatre, « Fluid Legal Labels and the Circulation of Socio-Technical Objects: The Multiple Lives of "Fake" Medicines », *in* David Cowan et Daniel Wincott (dir.), *Exploring the Legal in Socio-Legal Studies*, Palgrave Macmillan, Londres, 2016.
3. Sophie Chauveau, « Contrefaçons et fraudes sur les médicaments (XIXe-XXe siècles) », *in* Gérard Béaur, Hubert Bonin et Claire Lemercier (dir.), *Fraude, contrefaçon et contrebande de l'Antiquité à nos jours*, Droz, Genève, 2006, p. 711-728 ; Jeremy Greene, *Generic: The Unbranding of Modern Medicine*, John Hopkins University Press, Baltimore, 2014.

4. « The participants of the WHO International Conference Combating Counterfeit Drugs: Building Effective International Collaboration. *Déclaration de Rome. Conclusions and recommendations of the WHO International Conference on Combating Counterfeit Medicines* », 18 février 2006, <who.int/medicines/services/counterfeit/RomeDeclaration.pdf?ua=1>.
5. Accord sur les aspects des droits de propriété intellectuelle relatifs au commerce (ADPIC) ou, en anglais, *Agreement on Trade-Related Aspects of Intellectual Property Rights* (TRIPS)
6. Marc Dixneuf, « Au-delà de la santé publique. Les médicaments génériques entre perturbation et contrôle de la politique mondiale », *Revue française de science politique*, 53/2, avril 2003, p. 277-304 ; Fred Eboko (2005) « Le droit contre la morale ? L'accès aux médicaments contre le sida en Afrique », *Revue internationale des sciences sociales*, 4, 186, 2005, p. 789-798 ; Mandisa Mbali, *South African AIDS Activism and Global Health Politics*, Palgrave Macmillan, Londres, 2013.
7. Entretien avec Christa Cepuch, 5 avril 2012, Nairobi.
8. John Harrington, « Access to Essential Medicines in Kenya Intellectual Property, Anti-Counterfeiting and the Right to Health », *in* M. Freeman et S. Hawkes (dir.), *Law and Global Health: Current Legal Issues*, vol. 16, Oxford University Press, Oxford, 2014.
9. Kevin Outterson et Ryan Smith, « Counterfeit Drugs: the Good, the Bad, and the Ugly », *Albany Law Journal of Science and Technology*, 15, 2006, p. 525-543.
10. C'est le titre du classique de Sergio Leone, traduit en français par « Le bon, la brute et le truand ». Il est vrai que la lutte contre les médicaments illicites se donne parfois des airs de western.
11. MSF, « G8 declaration on innovation and intellectual property will directly harm access to medicines across the developing world », communiqué de presse, 7 juin 2007, <msf.org/article/g8-declaration-innovation-and-intellectual-property-will-directly-harm-access-medicines>.
12. Ermias Tekeste Biadgleng et Viviana Munoz Tellez, *The Changing Structure and Governance of Intellectual Property Enforcement, Research Paper*, 15, South Centre, 2008.
13. Nitsan Chorev, « Narrowing the Gaps in Global Disputes: the Case of Counterfeits in Kenya », *Studies in Comparative International Development*, 50, 2015, p. 157-186.
14. MSF, *Fatal Confusion. How Kenya's 2008 Anti-Counterfeit Bill Endangers Access to Medicines, Briefing Document*, octobre 2008.
15. Patricia Asero Ochieng, Maurine Atieno et Joseph Munyi, *Petition nº 409 of 2009*, Republic of Kenya in the High Court of Kenya at Nairobi.
16. Fabienne Orsi, Mamadou Camara et Benjamin Coriat, « AIDS, TRIPS and "TRIPS Plus": The case for developing and less developed countries », *in* Brigitte Andersen (dir.), *Intellectual Property Rights, Innovation, Governance and the*

Institutional Environment, Edward Elgar Publishing, Cheltenham, 2006 ; Susan K. SELL, « TRIPS-Plus Free Trade Agreements and Access to Medicines », *Liverpool Law Review*, 28/1, 2007, p. 41-75

17. Forum on FTA, *EU-India Free Trade Agreement: For Whom?*, 21 novembre 2008.
18. Martin KHOR, « Row Over Seizure of Low-Cost Drugs », *The Star online*, 10 août 2009.
19. FOFTA, « EU-India FTA: Public Interest Groups Detained During Protest », communiqué de presse, 17 mars 2009.
20. William NEW, « Concern Erupts Over WTO System And Medicines Shipments », *Ip Watch*, 3 février 2009.
21. EUROPEAN GENERIC ASSOCIATION, *Letter to Mr Laszlo Kovacs*, 20 février 2009.
22. HEALTH ACTION INTERNATIONAL, « Protect Legitimate Trade in Essential Medicines », communiqué de presse, 11 août 2009.
23. Entretien avec Susana BARRIA, New Trade Union Initiative, New Delhi, 7 octobre 2011.
24. Sidney TARROW, *The New Transnational Activism*, Cambridge University Press, Cambridge, 2005, p. 62.
25. Marc DIXNEUF, « Au-delà de la santé publique. Les médicaments génériques entre perturbation et contrôle de la politique mondiale », *Revue française de science politique*, 53/2, avril 2003, p. 277-304 ; Anita HARDON, « Biomedical Hype and Hopes: AIDS Medicines for Africa », *in* P. W. GEISSLER, R. ROTTENBURG et J. ZENKER (dir.) *Rethinking Biomedicine and Governance in Africa: Contributions from Anthropology*, Transcript Verlag, Bielefeld, 2012, p. 77-96.
26. Entretien avec Loon GANGTE, Delhi Network of Positive People, New Delhi, 23 septembre 2011.
27. Qui sont avec sa féminisation trois évolutions centrales montrées par Fred EBOKO et Yves-Paul MANDJEM, « ONG et associations de lutte contre le sida en Afrique. Incitations transnationales et ruptures locales au Cameroun », *in* Fred EBOKO, Frédéric BOURDIER et Christophe BROQUA (dir.), *Les Suds face au sida. Quand la société civile se mobilise*, Éditions de l'IRD, Marseille, 2011, p. 205-230. Sur l'importance plus générale du droit dans l'accès à la santé : João BIEHL, « The Judicialization of Biopolitics: Claiming the Right to Pharmaceuticals in Brazilian Courts », *American Ethnologist*, 40/3, 2013, p. 419-436.
28. Johanna SIMÉANT, « What Is Going Global: The Internationalization of French NGOs "Without Borders" », *Review of International Political Economy*, 12/5, décembre 2005, p. 851-883 ; Johanna SIMÉANT, « Localiser le terrain de l'international », *Politix*, 4, 100, 2012, p. 129-147.
29. Entretien avec Gishinga NDIRANGU, Health Action International, Nairobi, 10 mai 2012.
30. Vikas AHUJA (Delhi Network of Positive People) *et alii*, « DON'T TRADE AWAY OUR LIVES! », lettre au Premier ministre Manmohan Singh, 28 septembre 2010.
31. MSF, « Thousands of HIV+ People March in Delhi with Plea to Indian Government », 2 mars 2011.

32. Entretien avec Kajal BHARDWAJ, activiste de l'accès à la santé, New Delhi, 8 novembre 2011.
33. Entretien avec Céline GRILLON, Act Up Paris, Paris, 19 avril 2013.
34. Amit SEN GUPTA, « B.K. Keayla, A Personal Reminiscence », *Economic and Political Weekly*, 18 décembre 2010, p. 25-26.
35. Gaëlle KRIKORIAN, « Un activisme savant. De la lutte contre le sida aux mobilisations contre les accords de libre-échange », *La Vie des idées*, 20 novembre 2014, <laviedesidees.fr/Un-activisme-savant.html>.
36. Jean FOYER, *Il était une fois la bio-révolution. Nature et savoirs dans la modernité globale*, PUF, Paris, 2010.

2. La mondialisation pharmaceutique

1. Nandini BHATTACHARYA, « Between the Bazaar and the Bench: Making of the Drugs Trade in Colonial India, ca. 1900-1930 », *Bulletin of the History of Medicine*, 90/1, 2016, p. 61-91.
2. La revue *Chemist and Druggist*, 34, 1889, p. 239, citée *in Ibid.*
3. Alfonso GAMBARDELLA, *Science and Innovation: The US Pharmaceutical Industry During the 1980s*, Cambridge University Press, Cambridge, 1995.
4. Kaushik Sunder RAJAN, « Pharmaceutical Crises and Questions of Value: Terrains and Logics of Global Therapeutic Politics », *The South Atlantic Quarterly*, 111/2, printemps 2012, p. 321-346.
5. Philippe PIGNARRE, *Le Grand Secret de l'industrie pharmaceutique*, La Découverte, Paris, 2003 ; Kaushik Sunder RAJAN, « Pharmaceutical Crises and Questions of Values », *loc. cit.*
6. Huseyin NACI, Alexander W. CARTER et Elias MOSSIALOS, « Why the Drug Development Pipeline Is Not Delivering Better Medicines », *BMJ*, h5542, 2015, p. 1756-1833.
7. Ernst R. BERNDT, Deanna NASS, Michael KLEINROCK et Murray AITKEN, « Decline In Economic Returns From New Drugs Raises Questions About Sustaining Innovations », *Health Affairs*, 34/2, février 2015, p. 245-252.
8. Martin AUSTIN, *Licensing, Selling and Finance in the Pharmaceutical and Healthcare Industries: The Commercialization of Intellectual Property*, Farnham, Gower, 2012.
9. Biswajit DHAR et C. Niranjan RAO, *Transfer of Technology for Successful Integration into the Global Economy: A Case Study of the Pharmaceutical Industry in India*, ONU, UNCTAD/ITE/IPC/MISC. 22, 2002.
10. Arvind BADIGER, G. K. KADEKODI et S. N. NAYANATARA, *Economic Reforms and Drug Policy: a Micro Level Analysis*, IIPA, CMDR et UNDP, 2006.
11. Asha L. DATAR, *India's Economic Relations with the USSR and Eastern Europe 1953 to 1969*, Cambridge University Press, Cambridge, 1972, p. 70-71.
12. Bhaven N. SAMPAT, « The Accumulation of Capabilities in Indian Pharmaceuticals and Software: The Roles that Patents Did (and Did Not) Play », *in* Hiroyuki ODAGIRI, Akira GOTO, Atsushi SUNAMI et Richard R. NELSON

(dir.), *Intellectual Property Rights, Development, and Catch-Up*, Oxford University Press, Oxford, 2012.

13. Rory HORNER et James T. MURPHY, « South-North and South-South Production Networks: Diverging Socio-Spatial Practices of Indian Pharmaceutical Firms », *Global Networks*, 18/2, 2018, p. 326-351.
14. Maureen MACKINTOSH, Geoffrey BANDA, Paula TIBANDEBAGE et Watu WAMAE (dir.), *Making Medicines in Africa: the Political Economy of Industrializing for Local Health*, Palgrave Macmillan, Londres, 2015, p. 8-9.
15. Nitsan CHOREV, « Making Medicines in Kenya », contribution présentée à l'International Workshop, *The Making of Pharmaceutical Value: Drugs, Diseases and the Political Economies of Global Health*, Paris, 16-18 juin 2016.
16. Le gouvernement kenyan publia dès 1981 une première liste de médicaments essentiels.
17. « Buy Drugs From Local Firms », *The Standard*, 19 septembre 1981.
18. Kristin PETERSON, *Speculative Markets: Drug Circuits and Derivative Life in Nigeria,* Duke University Press, Durham et Londres, 2014.
19. Gurushri SWAMY, *Kenya Structural Adjustment in the 1980s*, *Policy Research Working Paper*, 1238, Banque mondiale, 1994.
20. Roberto SIMONETTI, Norman CLARK et Watu WAMAE, « Pharmaceuticals in Kenya: The Evolution of Technological Capabilities », *in* Maureen MACKINTOSH, Geoffrey BANDA, Paula TIBANDEBAGE et Watu WAMAE (dir.) (2015) *Making Medicines in Africa: The Political Economy of Industrializing for Local Health*, Palgrave Macmillan, Londres, 2015.
21. Joan KARIUKI, Mercy Karimi NJERU, Watu WAMAE et Maureen MACKINTOSH, *Improving the Supply Chains for the Health Sector: What Role for Locally Manufactured and Imported Medicines and Medical Supplies in Kenya*, African Centre for Technology Studies, Nairobi, 2015.
22. Entretien avec le « Global malaria manager », Clinton Health Access Initiative, Nairobi, 21 février 2014.
23. Iman Kumar MITRA, Ranabir SAMADDAR et Samita SEN (dir.), *Accumulation in Post-Colonial Capitalism*, Springer, Singapour, 2017.
24. Philippe BEAUJARD, « Échanges dans l'océan Indien. L'Afrique de l'Est du VIIIe au XVe siècle », *in* Catherine COQUERY-VIDROVITCH (dir.), *L'Afrique des routes. Histoire de la circulation des hommes, des richesses et des idées à travers le continent africain*, musée du Quai Branly, Actes Sud, Arles, 2017, p. 110-121.
25. Claude MARKOVITS, *The Global World of Indian Merchants, 1750-1947: Traders of Sind from Bukhara to Panama*, Cambridge University Press, Cambridge, 2004.
26. Laurent NOWIK, « Les Indiens d'Afrique de l'Est. Combien sont-ils ? », *in* Michel ADAM (dir.), *L'Afrique indienne. Les minorités d'origine indo-pakistanaise en Afrique orientale*, Karthala, Paris, 2010, p. 109-190.
27. Sana AIYAR, *Indians in Kenya: the Politics of Diaspora*, Harvard

University Press, Boston, 2015, p. 71-76.

28. Gijsbert Oonk, « "We Lost our Gift of Expression": Loss of the Mother Tongue among South Asians in East Africa, 1880-2000 », *in idem* (dir.), *Global Indian Diasporas: Exploring Trajectories of Migration and Theory*, Amsterdam University Press, Amsterdam, 2007, p. 67-88.
29. Gijsbert Oonk, « South Asians in East Africa (1880-1920) With a Particular Focus on Zanzibar: Towards a Historical Explanation of Economic Success of a Middlemen Minority », *Journal of African and Asian Studies*, 5, 1, 2006, p. 57-89.
30. Sana Aiyar, *Indians in Kenya*, *op. cit.*
31. Marie-Aude Fouéré (2010) « Les Indiens sont des exploiteurs et les Africain des paresseux ! Production des catégories "raciales" et enjeux socioéconomiques en Tanzanie », *in* Michel Adam (dir.), *L'Afrique indienne*, *op. cit.*, p. 371-408.
32. Anna Greenwood et Harshad Topiwala, *Indian Doctors in Kenya, 1895-1940: the Forgotten History*, Palgrave Macmillan, Londres, 2015.
33. Michel Adam, « Des Indiens des comptoirs aux Indo-Africains », *in idem* (dir.) *L'Afrique indienne*, *op. cit.*, p. 52.
34. *Ibid.*
35. Entretien avec le responsable marketing et le gestionnaire d'un laboratoire pharmaceutique, Ahmedabad, Gujarat, 21 novembre 2015.
36. Ces circulations concernent aussi la médecine traditionnelle. Voir Caroline Meier zu Biesen, « From Coastal to Global: The Transnational Flow of Ayurveda and its Relevance for Indo-African Linkages », *Global Public Health*, 13/3, p. 339-354.
37. Sudip Chaudhuri et Alastair West (2015), « Can Local Producers Compete with Low-Cost Imports? A Simulation Study of Pharmaceutical Industry in Low-Income Africa », *Innovation and Development*, 5/1, 2015, p. 23-38.
38. Entretien avec le président d'un laboratoire pharmaceutique à Nairobi, le 21 février 2014.
39. Watu Wamae, *Value-Added Tax in the Pharmaceutical Industry: What Does It ReallyMeans for Kenya's Industralisation?*, contribution, ACTS, septembre 2014.
40. Entretien avec le président d'un laboratoire pharmaceutique, Nairobi, 14 février 2014.
41. Assane Coulibaly, « L'industrie pharmaceutique et la production pharmaceutique en Afrique de l'Ouest. Potentiels contraintes et perspectives d'évolution », *Passerelles*, 11, 2, 2010, p. 11-13.
42. Entretien avec le président d'une entreprise pharmaceutique, Nairobi, 17 mai 2012.
43. Entretien avec le président d'un laboratoire pharmaceutique, Nairobi, 21 février 2014.
44. Sudip Chaudhuri et Alastair West, « Can Local Producers Compete with Low-Cost Imports? », *loc. cit.*
45. Amit S. Ray et Saradindu Bhaduri, « The Political Economy of Drug Quality. Changing Perceptions and Implications for Indian Pharmaceutical Industry », *Economic*

and Political Weekly, 7 juin 2003, p. 2303-2309.

46. Entretien avec Wilberforce WANYANGA, consultant pour l'Organisation des Nations unies pour le développement industriel (UNIDO), 29 janvier 2016.

47. Arundhati Sarkar BOSE, « Why Pharmaceutical Exports from India to Europe Grew During Economic Crisis? », *Management and Labour Studies*, Indian Brand Equity Foundation, *Pharmaceuticals Sectorial Report*, avril 2017, <ibef.org/industry/pharmaceutical-india.aspx>.

48. *Ibid.*

49. Mainak MAZUMDAR, *Performance of Pharmaceutical Companies in India: a Critical Analysis of Industrial Structure, Firm Specific Resources, and Emerging Strategies*, Springer, Singapour, 2012.

50. Calcul réalisé à partir des données de Pharmexcil, disponibles sur <pharmexcil.com/trade-statistics>.

51. Manaf KOTTAKKUNNUMMAL, « Seeing Like an Indian Generic Pharmaceutical Company: Generics as Humanitarian Goods in Africa », *Economic and Political Weekly*, 51/15, 9 avril 2016, p. 56-63.

52. G. L. SINGAL, Arun NANDA et Anita KOTWANI, « A Comparative Evaluation of Price and Quality of some Branded versus Branded. Generic Medicines of the Same Manufacturer in India », *Indian Journal of Pharmacology*, 43/2, 2011, p. 131-136 ; Anita KOTWANI, « Tracking Medicine Prices in the Supply Chain: Who Benefits from the Free Market in India? », *Economic and Political Weekly*, 28 décembre 2013, p. 104-112.

53. MINISTRY OF MEDICAL SERVICES AND MINISTRY OF PUBLIC HEALTH AND SANITATION, *Sessional Paper on National Pharmaceutical Policy*, juin 2010.

54. MINISTRY OF HEALTH, PPB AND THE DIVISION OF MALARIA CONTROL (DoMC), *Antimalarial Medicines in Kenya: Availability, Quality and Registration Status*, cité par UNIDO, *Kenya Pharmaceutical Sector Development Strategy*, 2012, p. 1.

55. « Understanding the Pharmaceutical Value Chain », *IMS Health*, 2014, p. 21.

3. Vendre à tout prix

1. Amos KAREITHI et Elizabeth MWAI, « Dawa Ltd Yet Again in Drug Scam », *The Standard*, 24 juin 2009 ; Kenya National Assembly Official Record, 25 juin 2009.

2. Barbara K. IMMEL, « A Brief History of the GMPs for Pharmaceuticals », *Pharmaceutical Technology*, juillet 2001, p. 44-52.

3. John SWANN, « The 1941 Sulfathiazole Disaster and the Birth of Good Manufacturing Practices », *Pharmacy in History*, 41/1, 1999, p. 16-25.

4. Christopher LANTENOIS et Benjamin CORIAT, « La "préqualification" OMS. Origines, déploiements et impacts sur la disponibilité des antirétroviraux dans les pays du Sud », *Sciences sociales et santé*, 32, 1, mars 2014.

5. Petra BRHLIKOVA, Ian HARPER et Allyson POLLOCK, « Good Manufacturing Practices in the Pharmaceutical Industry », *Working Paper*,

3, Workshop *Tracing Pharmaceuticals in South Asia*, université d'Édimbourg, 2-3 juillet 2007.

6. Daniel Carpenter, *Reputation and Power: Organizational Image and Pharmaceutical Regulation at the FDA*, Princeton University Press, Princeton, 2010, p. 715.
7. *Pharmacy and Poisons Act* (Cap. 244), *The Pharmacy and Poisons (Registration of Drugs) Rules*, 1981. *The Kenya Gazette Supplement*, n° 55, *Legal Notice*, 147, 25 septembre 1981.
8. Ministry of Health, *Kenya National Drug Policy*, 15 juillet 1994, <apps.who.int/medicinedocs/documents/s16443e/s16443e.pdf>.
9. Entretien avec Wilberforce Wanyanga, consultant pour l'UNIDO, 29 janvier 2016.
10. UNIDO, Republic of Kenya, KENYA GMP ROADMAP, *A Stepwise Approach for the Pharmaceutical Industry to Attain WHO GMP Standards*, 2014.
11. Entretien avec Palu Dhanani, Nairobi, 21 février 2014.
12. La première version du Schedule M a été publiée en 1988. En 2001, une version révisée et plus proche des recommandations de l'OMS a été adoptée par le département de santé du ministère de la Santé et du Bien-être familial et celle-ci a été progressivement mise en application entre 2002 et 2005.
13. Reji K. Joseph, *Pharmaceutical Industry and Public Policy in Post-Reform India*, Routledge, Londres, 2016.
14. Uma Vasireddy, « Comparison of guidelines of Indian GMP with WHO GMP », 4th International Summit on GMP, GCP & Quality Control, 26-28 octobre 2015, Hyderabad, India, <gmp-gcp-quality-control.pharmaceuticalconferences.com/abstract/2015/comparison-of-guidelines-of-indian-gmp-with-who-gmp>.
15. Entretien avec un inspecteur de la qualité du médicament dans l'État du Gujarat, 23 novembre 2015.
16. Patrick L. Osewe, Yvonne K. Nkrumah et Emmanuel K. Sackey, *Improving Access to HIV/AIDS Medicines in Africa: Trade-Related Aspects of Intellectual Property Rights Flexibilities*, World Bank, 2008, p. 32-35.
17. Entretien avec Prakash Patel, Nairobi, 20 février 2014.
18. Pfizer Inc. v. Cosmos Limited, Case 49, 2006, decision of the Kenyan Industrial Property Tribunal at Nairobi, 25 avril 2008.
19. Njuguna, « Kenya: Tribunal Finds Pfizer's Azithromycin Dihydrate Patent Infringed », *Afro-IP*, 2 juillet 2008, <afro-ip.blogspot.in/2008/07/kenya-tribunal-finds-pfizers.html>.
20. Voir, entre autres, Sudip Chaudhuri, *The WTO and India's Pharmaceuticals Industry: Patent Protection, TRIPS, and Developing Countries*, Oxford University Press, New Delhi, 2005 ; Samira Guennif et Julien Chaisse, « L'Économie politique du brevet au sud. Variations indiennes sur le brevet pharmaceutique », *Revue internationale de droit économique*, 21, 2, 2007, p. 185-210 ; Dinesh Abrol *et alii*, « Globalization of the Indian Pharmaceutical Industry: Implications for Innovation », *International Journal*

of Institutions and Economies, 327, 3/2, juillet 2011, p. 327-365 ; Reji K. JOSEPH, *Pharmaceutical Industry and Public Policy in Post-Reform India*, Routledge, Londres, 2016.

21. K.M. GOPAKUMAR, « Nothing Special (301) to Report », *The Hindu Business Line*, 15 avril 2016 ; Reji K. JOSEPH, *Pharmaceutical Industry and Public Policy in Post-Reform India*, *op. cit.*
22. Stefan ECKS, « Global Pharmaceutical Markets and Corporate Citizenship: The Case of Novartis' Anti-cancer Drug Glivec », *BioSocieties*, 3/2, 2008, p. 165-181 ; Kaushik Sunder RAJAN, *Pharmocracy: Value, Politics, and Knowledge in Global Biomedicine*, Duke University Press, Durham, 2017.
23. Reji K. JOSEPH, *Pharmaceutical Industry and Public Policy in Post-Reform India*, *op. cit.*
24. Dinesh ABROL, « Who Gains from the Modi Government's Intellectual Property Rights Policy? », *The Wire*, 22 mai 2016, <thewire.in/2016/05/22/who-gains-from-the-modi-governments-intellectual-property-rights-policy-37795/>.
25. Entretien avec le président d'un laboratoire pharmaceutique, Gujarat, 23 novembre 2015.
26. Entretien avec le président de la Nairobi Branch, Kenya Pharmaceutical Association, Nairobi, 24 février 2014.
27. Robert WEISSMAN, « A Long, Strange TRIPS: The Pharmaceutical Industry Drive to Harmonize Global Intellectual Property Rules, and the Remaining WTO Legal Alternatives Available to Third World Countries », *University of Pennsylvania Journal of International Law*, 17/4, 1996, p. 1069-1125 ; Peter DRAHOS et John BRAITHWAITE, *Information Feudalism: Who Owns the Knowledge Economy?*, Earthscan, Londres, 2002.
28. Robert WEISSMAN, « A Long, Strange TRIPS », *loc. cit.*
29. « Should We or Should We Not Use Generics? », *Kenya Times*, 25 février 1991.
30. Thomas OWEN, « From "Pirates" to "Heroes": News, Discourse Change, and the Contested Legitimacy of Generic HIV/AIDS Medicines », *The International Journal of Press/Politics*, 18/3, 2013, p. 259-280.
31. J'emploie le terme d'« indianité » en référence à celui d'italianité proposé par Roland Barthes qui analysait comment un système de signes renvoie à un « savoir culturel » et associe une idée, un produit à une provenance géographique. Roland BARTHES, « La rhétorique de l'image », *Communications*, 4, 1964, p. 40-51.
32. Gidraph G. WAIRIRE, « Commerçants et industriels d'origine indo-pakistanaise au Kenya. Regards sociologiques », *in* Michel ADAM (dir.), *L'Afrique indienne. Les minorités d'origine indo-pakistanaise en Afrique orientale*, Karthala, Paris, 2010, p. 277-302.
33. Michel ADAM, « Des Indiens des comptoirs aux Indo-Africains », *loc. cit.*
34. Entretien informel avec F., été 2013, Nairobi.

35. Intellectual Property Act, 1989, Cap. 509.
36. Republic of Kenya in the High Court of Kenya at Nairobi (Milimani Commercial Courts), Civil Suit 334 of 2007, Lords Healthcare Limited, plaintif, versus Salama Pharmaceuticals Limited, Defendant, Ruling, 22 septembre 2008.
37. Tove Iren S. GERHARDSEN, « Kenya Fights To Retain IP Flexibilities For Medicines Imports », *IP Watch*, 9 août 2006, <ip-watch.org/2006/08/09/kenya-fights-to-retain-ip-flexibilities-for-medicines-imports/> ; voir aussi MINISTRY OF HEALTH TASK FORCE, *The Proposed Amendments to Kenya's Industrial Property Act 2001: Impact on Access to Medicines*, 2006.
38. Robert LEWIS-LETTINGTON et Peter MUNYI, *Willingness and Ability to Use TRIPs Flexibilities: Kenya Case Study*, DFID Health Systems Resource Centre, septembre 2004.
39. The Statute Law (Miscellaneous Amendments) Act n°.2, 2002.
40. The Statute Law (Miscellaneous Amendments) Bill 2006.
41. Entretien avec Kamamia Wa MURICHU, président de la Kenya Pharmaceutical Distributors Association, Nairobi, 14 mai 2012.
42. Entretien avec le responsable des affaires réglementaires et des importations, Harley's limited, Nairobi, 21 février 2014.
43. Entretien avec JULIUS, National Quality Control Laboratory, Nairobi, 14 septembre 2016.
44. Republic of Kenya in the High Court of Kenya at Nairobi, Judicial Review Division, Miscellaneous Civil Cause, n° 131, 2011.
45. Wambui NDONGA, « MPs, pharmacy board meeting poisoned by tempers », *Capital News*, 16 août 2011, <capitalfm.co.ke/news/2011/08/mps-pharmacy-board-meeting-poisoned-by-tempers/> ; Wambui NDONGA, « Venomous Encounter for Poisons Board With MPs », *Capital News*, 30 août 2011, <capitalfm.co.ke/news/2011/08/venomous-encounter-for-poisons-board-with-mps/>.
46. Republic of Kenya in the High Court of Kenya at Nairobi, Judicial Review Division, Miscellaneous Civil Cause, n° 214, 2011.
47. Entretien avec JULIUS, 14 septembre 2016.
48. Un phénomène analysé plus largement dans les travaux des africanistes : Jean-François MÉDARD, « L'État patrimonialisé », *Politique africaine*, 39, 1990, p. 25-36 ; Jean-François BAYART, Stephen ELLIS et Béatrice HIBOU, *La Criminalisation de l'État en Afrique*, Complexe, Bruxelles, 1998 ; Giorgio BLUNDO et Jean-Pierre OLIVIER DE SARDAN, *Everyday Corruption and the State. Citizens and Public Officials*, University of Chicago Press, Chicago, 2006.
49. Le problème de la capture dans le champ pharmaceutique a été largement discuté, notamment par John ABRAHAM, « Sociology of Pharmaceuticals Development and Regulation: A Realist Empirical Research Programme », *Sociology of Health & Illness*, 30/6, 2008, p. 869-885.

4. Le tournant sécuritaire de la régulation

1. Blaumel NJURURI, « Crisis Hits Pharmacies », *The Standard*, 7 juillet 1980. Des éléments de ce chapitre ont été publiés dans Marine AL DAHDAH et Mathieu QUET, « Faussaires ou bienfaiteurs ? Le problème public des faux médicaments dans les médias », *Texto ! Textes & Culture*, 2012, <revue-texto.net/docannexe/file/3310/aldahdah_quet.pdf>.
2. « Magugu Blacklists Anpi Pharma Ltd », *The Weekly Review*, 11 avril 1980.
3. « Ban this Drug, Ministry urged », *Daily Nation*, 26 juin 1980.
4. « Kenya is not a dumping ground! », *The Standard*, 1er février 1980.
5. « Tougher Rules for Drug Dealers », *Daily Nation*, 1er avril 1982.
6. « War on Fake Goods Stepped Up as New Board Takes Office », *Business Daily*, 3 décembre 2009.
7. Dépliant de l'Agence anti-contrefaçon, *When you Buy Counterfeit Goods...*, 2013.
8. Julia HORNBERGER et Erma COSSA, *From Drug Safety to Drug Security: The Policing of Counterfeit Medications*, African Centre for Migration and Society, Johannesburg, 2012.
9. Sophie CHAUVEAU, « Contrefaçons et fraudes sur les médicaments (XIXe-XXe siècles) », *loc. cit.*
10. Maurice CASSIER, « Brevets pharmaceutiques et santé publique en France. Opposition et dispositifs spécifiques d'appropriation des médicaments entre 1791 et 2004 », *Entreprises et histoire*, 2, 36, 2004, p. 29-47 ; Patricia BARTON, « "The Great Quinine Fraud": Legality Issues in the "Non-Narcotic" Drug Trade in British India », *Social History of Alcohol and Drugs*, 22/1, 2007, p. 6-25 ; Rohan Deb ROY, *Malarial Subjects: Empire, Medicine and Non Humans in British India*, 1820-1909, Cambridge University Press, Cambridge, 2017.
11. Sophie CHAUVEAU, « Genèse de la "sécurité sanitaire". Les produits pharmaceutiques en France aux XIXe et XXe siècles », *Revue d'histoire moderne et contemporaine*, 51/2, 2004, p. 88-117.
12. Christian BONAH et Jean-Paul GAUDILLIÈRE, « Faute, accident ou risque iatrogène ? La régulation des événements indésirables du médicament à l'aune des affaires Stalinon et Distilbène », *Revue française des affaires sociales*, 3, 2007, p. 123-151 ; sur la thalidomide, Daniel CARPENTER, *Reputation and Power, Organizational Image and Pharmaceutical Regulation at the FDA*, Princeton University Press, Princeton 2010.
13. David DEMORTAIN, « Les heurts de la transnationalisation », *in* Soraya BOUDIA et Emmanuel HENRY (dir.) *La Mondialisation des risques*, Presses universitaires de Rennes, Rennes, 2015, p. 109-122 ; Nils KESSEL, « Les risques médicamenteux entre effets secondaires et consommation pharmaceutique », *in idem*, p. 123-136.
14. Jeremy GREENE, *Generic: the Unbranding of Modern Medicine*, John Hopkins University Press, Baltimore, 2014.
15. Carine BAXERRES, « Contrefaçon pharmaceutique. La construction sociale d'un problème de santé publique », *in* Alice DESCLAUX et

Marc Egrot (dir.), *Anthropologie du médicament au Sud. La pharmaceuticalisation à ses marges*, L'Harmattan, Paris, 2015, p. 129-146 ; voir également : Sjaak Van der Geest, « The Illegal Distribution of Western Medicines in Developing Countries: Pharmacists, Drug Pedlars, Injection Doctors and Others: A Bibliographic Exploration », *Medical Anthropology*, 6/4, 1982, p. 197-219 ; Didier Fassin, « La vente illicite de médicaments au Sénégal », *Politique africaine*, 23, 1986, p. 123-130.

16. WHO, *Prophylactic and Therapeutic Substances: Report by the Director-General*, A28/11, PAHO Library, cité par Nitsan Chorev, *The World Health Organization between North and South*, Cornell University Press, Cornell, 1975, p. 95.
17. W. V. Eisenberg et A. H. Tillson, « Identification of Counterfeit Drugs, Particularly Barbiturates and Amphetamines by Microscopic, Chemical, and Instrumental Techniques », *J. Forensic Sci.*, 11/4, octobre 1966, p. 529-551.
18. WHO, *The Rational Use of Drugs. Report of the Conference of Experts, Nairobi, 25-29 November 1985*, Genève, 1987 ; Siva Nayanah, « Tackling the Booming Trade in Counterfeit Drugs », *Lancet*, 376, 2010, p. 1725-1726, cité par Carine Baxerres, « Contrefaçon pharmaceutique. La construction sociale d'un problème public », *in* Alice Desclaux et Marc Egrot (dir.), *Anthropologie du médicament au Sud. La pharmaceuticalisation à ses marges*, L'Harmattan, Paris, 2015, p. 129-147.
19. WHO, *Counterfeit Drugs: Report of a Joint WHO/IFPMA Workshop*, Genève, 1992, Annexe 1.
20. Sauwakon Ratanawijitrasina, Stephen B. Soumeraib et Krisantha Weerasuriyac, « Do National Medicinal Drug Policies and Essential Drug Programs Improve Drug Use? A Review of Experiences in Developing Countries », *Social Science and Medicine*, 53, 2001, p. 831-844.
21. WHO, *The Rational Use of Drugs. Report of the Conference of Experts*, *op. cit.* ; WHO, *Counterfeit Drugs Report of a Joint WHO/IFPMA Workshop*, *op. cit.* ; WHO, *Counterfeit Drugs: Guidelines for the Development of Measures to Combat Counterfeit Drugs*, Genève, 1999.
22. Un médicament contrefait est un médicament « délibérément et frauduleusement étiqueté pour tromper sur [son] identité et/ou [son] origine (source) » WHO, *Counterfeit Drugs. Report of a WHO/IFPMA Workshop*, *op. cit.*
23. WHO, *Counterfeit Drugs: Report of a Joint WHO/IFPMA Workshop*, *op. cit.*
24. Harvey Bale, *Consumption and Trade in Off-Patented Medicines*, document de travail, 65, mai 2001, ICRIER, <icrier.org/pdf/bale65.pdf>.
25. WHO Expert Committee on Specifications for Pharmaceutical Preparations, *WHO Technical Report Series*, n° 863, trente-quatrième rapport, annexe 12, 1996.
26. WHO Expert Committee on Specifications for Pharmaceutical Preparations, *WHO Technical*

Report Series, n° 885, trente-cinquième rapport, annexe 6, 1999.

27. WHO Expert Committee on Specifications for Pharmaceutical Preparations, *WHO Technical Report Series*, n° 937, quarantième rapport, annexe 5, 2006.

28. <ifpma.org/global-health/counterfeits/definition.html>.

29. European Commission, « Taxation and Customs Union », *Report on Community Customs Activities on Counterfeit and Piracy. Results at the European Border – 2007*, 2007.

30. Notons cependant qu'en 2017, après de longues années de débat, l'organisation a finalement abandonné la notion de contrefaçon, au profit des termes « sous-standard » et « falsifié ».

31. Dans cette section, je m'appuie sur l'analyse de deux corpus de presse quotidienne sur le thème de la qualité pharmaceutique : presse indienne (1 531 textes entre 1998 et 2012), presse kenyane (518 textes entre 2007 et 2012).

32. Martijn ten Ham, « Counterfeit Drugs: Implications for Health », *Adverse Drug Reactions and Toxicological Reviews*, 11/1, 1992, p. 59-65.

33. Paul N. Newton *et alii*, « Poor Quality Vital Anti-Malarials in Africa: An Urgent Neglected Public Health Priority », *Malaria Journal*, 10, 2011, p. 352.

34. S. K. Gupta, T. Kaleekal et S. Joshi, « Misuse of Corticosteroids in Some of the Drugs Dispensed As Preparations from Alternative Systems of Medicine in India », *Pharmacoepidemiology and Drug Safety*, 9/7, 2000, p. 599-602.

35. O. Shakoor, R. B. Taylor et R. H. Behrens, « Assessment of the Incidence of Substandard Drugs in Developing Countries », *Tropical Medicine and International Health*, 2/9, 1997, p. 839-845.

36. Tariq Almuzaini, Imti Choonara et Helen Sammons, « Substandard and Counterfeit Medicines: A Systematic Review of the Literature », *BMJ Open*, 3, 2013, e002923.

37. Strengthening Pharmaceutical Systems (SPS) Program, *Safety of Medicines in Sub-Saharan Africa: Assessment of Pharmacovigilance Systems and their Performance*, submitted to the US Agency for International Development by the Strengthening Pharmaceutical Systems (SPS) Program, Arlington, VA, *Management Sciences for Health*, 2012, p. 22.

38. * WHO, *Bulletin of the World Health Organization: Growing Threat from Counterfeit Medicines*, 88, 2010, p. 247-248, <who.int/bulletin/volumes/88/4/10-020410/en/index.html>.
** WHO, *Counterfeit Drugs Kill*, mai 2008, <who.int/impact/FinalBrochureWHA2008a.pdf>
***US Pharmacopeia (USP), *Media Reports on Medicine Quality*, 2011, <usp.org/sites/default/files/usp_pdf/EN/PQM/pqm-media-report.pdf>.

39. Entretien avec un membre de l'IRACM, Paris, 26 juin 2014

40. <wellcome.ac.uk/stellent/groups/corporatesite/@policy_communications/documents/web_document/WTX057518.pdf>.

41. *A counterfeit medicine is one which is deliberately and fraudulently*

mislabelled with respect to identity and/or source. Counterfeiting can apply to both branded and generic products and counterfeit products may include products with the correct ingredients or with the wrong ingredients, without active ingredients, with insufficient active ingredients or with fake packaging.

42. Wellcome Trust, American Pharmaceutical Group, *Opinion Formers' Conference on Counterfeit Medicines: Perspectives and Action*, Wellcome Trust, Londres, 2009, p. 4-5.
43. Julian Harris *et alii*, *Keeping It Real. Combating the Spread of Fake Drugs in Poor Countries*, International Policy Network, 2009, p. 4-5.
44. *Ibid.*, p. 22.
45. Michele Forzley, *Combating Counterfeit Drugs: A Concept Paper for Effective International Collaboration*, WHO, Health Technology and Pharmaceuticals, septembre 2005. Selon Sangeeta Shashikant du Third World Network, ce texte est lui-même fondé sur une étude réalisée en 2003 par le US Patent and Trademark Office et commanditée par l'International Intellectual Property Institute, un groupe de réflexion défendant les intérêts de grandes entreprises américaines. Voir Sangeeta Shashikant, « Counterfeit Taskforce May Block Legitimate Access to Generics », *SUNS*, 6623, 22 janvier 2009.
46. Roger Bate, *Making a Killing: the Deadly Implications of the Counterfeit Drug Trade*, AEI Press, Washington, DC, 2008 ; *idem*, *Phake: the Deadly World of Falsified and Substandard Medicines*, AEI Press, Washingon, DC, 2012.
47. Voir les multiples campagnes de communication des entreprises pharmaceutiques, dont l'une des plus spectaculaires, celle de Pfizer (la firme du célèbre Viagra) en 2009, montrait un homme qui après avoir ingéré un médicament reçu par la Poste recrachait un rat !

5. L'exercice du contrôle pharmaceutique

1. Des éléments de ce chapitre ont été publiés dans Mathieu Quet, « Sécurité pharmaceutique, technologie et marché en Afrique. La lutte contre les médicaments illicites au Kenya », *Revue d'anthropologie des connaissances*, 10/2, 2016, p. 197-217.
2. Frederick M. Abbott, « Worst Fears Realised: The Dutch Confiscation of Medicines Bound from India to Brazil », *Bridges*, 13/1, International Center for Trade and Sustainable Development, 30 mars 2009, <ictsd.org/i/news/bridges/44192/>.
3. OMS, *Rapport du Comité OMS d'experts sur les politiques pharmaceutiques nationales, Genève, 19-23 juin 1995. Contribution à la mise à jour des directives de l'OMS pour l'élaboration des politiques pharmaceutiques nationales*, 1995.
4. *Ibid.*
5. Pour une approche pragmatique des épreuves d'authentification, voir le travail fondateur de Christian Bessy et Francis Chateauraynaud, *Experts et Faussaires. Pour une sociologie de la perception*, Pétra, Paris, [1995] 2014 ; voir également

Yannick BARTHE *et alii*, « Sociologie pragmatique. Mode d'emploi », *Politix*, 3, 103, 2013, p. 175-220 ; Danilo MARTUCCELLI, « Les deux voies de la notion d'épreuve en sociologie », *Sociologie*, 6/1, 2015, p. 43-60.

6. Entretien avec le Senior Deputy Chief Pharmacist, National Quality Control Laboratory, Nairobi, 14 septembre 2016.
7. *Ibid.*
8. Roger JEFFERY, *Regulation Without Implementation: India in a Global Pharmaceutical World*, document de travail, 2009.
9. Information du CDSCO, <cdsco.nic.in/forms/contentpage1.aspx?lid=1425>.
10. Department-Related Parliamentary Standing Committee on Health and Family Welfare, *Fifty-Ninth Report on The Functioning of the Central Drugs Standard Control Organization (CDSCO)*, présenté le 8 mai 2012, Rajya Sabha Secretariat.
11. Abhay B. KADAM *et alii*, « Correcting India's Chronic Shortage of Drug Inspectors to Ensure the Production and Distribution of Safe, High-Quality Medicines », *International Journal of Health Policy and Management*, 5/9, 2016, p. 535-542. Au Gujarat, 1 403 personnes travaillaient en 2016 pour le FDCA qui dispose de trois laboratoires (entretien avec Hemant KOSHIA, Commissioner, Food and Drug Control Authority, Gandhinagar, 7 octobre 2016). Cependant, en 2015, le nombre d'inspecteurs n'aurait été que de 168 ; rapporté au nombre de sites pharmaceutiques à inspecter, cela reste très peu (Maulik CHOKSHI, Rahul MONGIA et Vasudha WATTAL, *Drug Quality and Safety Issues in India*, Policy Brief, Indian Council for Research on International Economic Relations, septembre 2015.
12. UNIDO, *Kenya Pharmaceutical Sector Development Strategy*, 2012.
13. *Ibid.*
14. Entretien avec ROBERT, directeur régional Sanofi, sécurité économique, Nairobi, 8 mai 2012.
15. Entretien avec le directeur régional Sanofi, Afrique de l'Est, également président de la Kenya Association of Pharmaceutical Industry, Nairobi, 8 mai 2012.
16. Brenda CHALFIN, *Neoliberal Frontiers: an Ethnography of Sovereignty in West Africa*, University of Chicago Press, Chicago, 2010.
17. Ed SILVERMAN, « FDA Warns Another Indian Drug Maker for a Laundry », *statnews.com*, 10 février 2016, <statnews.com/pharmalot/2016/02/10/fda-india-drug-maker/>.
18. CENTRAL BUREAU OF INVESTIGATION, « Director CBI inaugurates 1st Indo-French Workshop on Combating Counterfeit Medicine at New Delhi », communiqué de presse, 24 juin 2015.
19. Patrick BEJA, « War Against Fake Drugs Intensified in Kenya », *Standard Digital*, 5 septembre 2016.
20. Entretien avec Peter MUNYI, avocat chez Sisule, Munyi, Kilonzo and associates advocates, Nairobi, 9 mai 2012.
21. Entretien avec ROBERT, directeur régional Sanofi, sécurité économique, Nairobi, 8 mai 2012.

22. Entretien avec JAMES, fondateur, et TIM, chef des opérations, Agency Against Illegal Trade, Nairobi, 3 février 2016.
23. Joseph NDUNDA, « Poisons Board Arrests 60 Quacks Three Days into Nairobi Crackdown », *The Star*, 24 août 2016.
24. Entretien téléphonique avec le responsable du PPB Crime, Investigations and Enforcement Unit, 17 septembre 2016.
25. Entretien avec le directeur adjoint, département de recherche et de surveillance, Anti-Counterfeit Agency, Nairobi, 14 mai 2012.
26. Entretien avec un membre de l'IRACM, Paris, 26 juin 2014.
27. Julia HORNBERGER, « Policing Counterfeit Medication », *in* Lenore MANDERSON, Elizabeth CARTWRIGHT et Anita HARDON (dir.), *The Routledge Handbook of Medical Anthropology*, Routledge, Londres, 2016.
28. Entretien avec Hemant KOSHIA, Commissioner, Food and Drug Control Authority, Gandhinagar, 20 novembre 2015.
29. Lilian MUTEGI, « Kenya: Meds' New Laboratory Information Management System to Enhance War Against Counterfeit Drugs », *AllAfrica*, 12 septembre 2014, <allafrica.com/stories/201409150169.html>.
30. <iracm.com/en/table/>.
31. Pharmacy and Poisons Board, *Facebook*, 2 juin 2017.
32. Entretien avec Fred SIYOI, Deputy registrar, Pharmacy and Poisons Board, Nairobi, 29 janvier 2016.
33. Julia HORNBERGER, « Policing Counterfeit Medication », *in* Lenore MANDERSON, Elizabeth CARTWRIGHT et Anita HARDON (dir.), *The Routledge Handbook of Medical Anthropology*, Londres, Routledge, 2016.
34. Certaines transformations cruciales apportées par le paradigme de la « santé globale » sont analysées dans le projet dirigé par l'historien Jean-Paul Gaudillière, « From International Public Health to Global Health », <globhealth.vjf.cnrs.fr/> ; sur les liens entre santé globale et approche sécuritaire: Nicholas B. KING, « Security, Disease, Commerce: Ideologies of Postcolonial Global Health », *Social Studies of Science*, 32, 2002, p. 763-789 ; Andrew LAKOFF et Stephen J. COLLIER, *Biosecurity Interventions: Global Health & Security in Question*, Columbia University Press, 2008 ; Laëtitia ATLANI-DUAULT et Laurent VIDAL, « Le moment de la santé globale. Formes, figures et agendas d'un miroir de l'aide internationale », *Revue Tiers Monde*, 215, 2013, p. 7-16 ; Carlo CADUFF, « On the Verge of Death: Visions of Biological Vulnerability », *Annual Review of Anthropology*, 43, 2014, p. 105-121.

6. Régimes logistiques et exercice du pouvoir

1. WORLD TRADE REPORT, *Six Decades of Multilateral Trade Cooperation: What Have We Learnt?*, 243, 2007.
2. Frank TRENTMANN, *Empire of Things: How We Became a World of Consumers, from the Fifteenth Century to the Twenty-First*, Allen Lane, Londres, 2016.

3. Un excellent exemple des nouvelles formes de travail qu'impliquent ces circulations est donné dans Melinda COOPER et Catherine WALDBY, *Clinical Labor: Tissue Donors and Research Subjects in the Global Bioeconomy*, Duke University Press, Durham, 2014.
4. Arjun APPADURAI, *The Social Life of Things: Commodities in Cultural Perspective*, Cambridge University Press, Cambridge, 1988 ; Alex HUGHES et Suzanne REIMER, *Geographies of Commodity Chains*, Routledge, Londres, 2004.
5. Yann Philippe TASTEVIN et Olivier PLIEZ, « La discrète filière de l'auto-rickshaw. Une ethnographie de la mondialisation », *Revue française de socio-économie*, 2 (hors-série), 2015, p. 121-137.
6. Armelle CHOPLIN et Olivier PLIEZ, *La Mondialisation des pauvres. Loin de Wall Street et de Davos*, Seuil, Paris, 2018.
7. Janet ROITMAN, *Fiscal Disobedience: an Anthropology of Economic Regulation in Central Africa*, Princeton University Press, Princeton, 2015.
8. Anna LOWENHAUPT TSING, *Le Champignon de la fin du monde. Sur la possibilité de vivre dans les ruines du capitalisme*, La Découverte, Paris, 2017.
9. CNUCED, *Étude sur les transports maritimes*, 2015, p. 7.
10. Gary GEREFFI, Miguel KORZENIEWICZ et Roberto P. KORZENIEWICZ, « Global Commodity Chains », *in* Gary GEREFFI et Miguel KORZENIEWICZ (dir.), *Commodity Chains and Global Capitalism*, Westport, Praeger, Londres, 1994, p. 1-14.
11. Cité par Frank TRENTMANN, *Empire of Things*, *op. cit.*
12. Dominique PESTRE (dir.), *Le Gouvernement des technosciences. Gouverner le progrès et ses dégâts depuis 1945*, La Découverte, Paris, 2014.
13. Christophe BONNEUIL et Jean-Baptiste FRESSOZ, *L'Événement anthropocène. La Terre, l'histoire et nous*, Seuil, Paris, 2013.
14. André LANGEVIN et Diane RIOPEL (dir.), *Logistics Systems: Definition and Optimization*, Springer, New York, 2005.
15. Peter DRUCKER, « The Economy's Dark Continent », *Fortune*, 72, avril 1962.
16. Deborah COWEN, *The Deadly Life of Logistics: Mapping Violence in Global Trade*, University of Minnesota Press, Minneapolis, 2014.
17. Richard LEKASHMAN et John F. STOLLE, « The Total Cost Approach to Distribution », *Business Horizons*, hiver 2005, p. 33-46; cité par Deborah COWEN, *The Deadly Life of Logistics*, *op. cit.*, p. 38.
18. Marc LEVINSON, *The Box: How the Shipping Container Made the World Smaller and the World Economy Bigger*, Princeton University Press, Princeton, 2006.
19. Moritz ALTENRIED, « Le Container et l'algorithme. La logistique dans le capitalisme global », *Revue Période*, 2016, <revueperiode.net/le-container-et-lalgorithme-la-logistique-dans-le-capitalisme-global/>.
20. Stefano HARNEY et Fred MOTEN, *The Undercommons: Fugitive Planning and Black Study*, Port Watson, Minor Compositions,

Wivenhoe, New York, 2013 ; Stefano Harney et Fred Moten, « Mikey the Rebelator », *Performance Research*, 20/4, 2015, p. 141-145.

21. *Ibid.*, p. 142.
22. Deborah Cowen, *The Deadly Life of Logistics*, *op. cit.*, p. 137.
23. Brett Neilson, « Five Theses on Understanding Logistics as Power », *Distinktion: Journal of Social Theory*, 13/3, 2012, p. 322-339.
24. Patrick Neveling, « Structural Contingencies and Untimely Coincidences in the Making of Neoliberal India: The Kandla Free Trade Zone, 1965-1991 », *Contributions to Indian Sociology*, 48/1, 2014, p. 17-43; Rob Jenkins, Loraine Kennedy et Partha Mukhopadhyay, *Power, Policy and Protest: the Politics of India's Special Economic Zones*, Oxford University Press, Oxford, 2014.
25. Reza Zanjirani Farahani, Nasrin Asgari et Hoda Davarzani, *Supply Chain and Logistics in National, International and Governmental Environment: Concepts and Models*, Springer-Verlag, Berlin, 2009.
26. Dominique Pestre, « Penser les régimes de science en société. Production des savoirs, appropriation, régulation dans l'histoire et aujourd'hui », Séminaire transversal, *Nouvelles Frontières, nouveaux objets*, 28 septembre 2006.
27. Andrew Lakoff, « Two Regimes of Global Health », *Humanity: An International Journal of Human Rights, Humanitarianism, and Development*, 1, 1, automne 2010, p. 59-79.
28. Certains aspects de cette infrastructure sont documentés par : Cori Hayden, « A Generic Solution ? Pharmaceuticals and the Politics of the Similar in Mexico », *Current Anthropology*, 48/4, 2007, p. 475-495 ; Pierre Fournier, Cédric Lomba et Séverin Muller (dir.), *Les Travailleurs du médicament. L'industrie pharmaceutique sous observation*, Érès, Toulouse, 2014 ; Quentin Ravelli, *La Stratégie de la bactérie. Une enquête au cœur de l'industrie pharmaceutique*, Seuil, Paris, 2015 ; Étienne Nouguez, *Des médicaments à tout prix. Sociologie des génériques en France*, Les Presses de Sciences Po, Paris, 2017.
29. Joseph Dumit, *Drugs for Life*, Duke University Press, Durham, NC, 2012.
30. Johanna Crane, *Scrambling for Africa: AIDS, Expertise, and the Rise of American Global Health Science*, Cornell University Press, Ithaca, NY, 2013.
31. Julie Livingston, *Improvising Medicine: an African Oncology Ward in an Emerging Cancer Epidemic*, Duke University Press, Durham, 2012.
32. Janine Barbot, *Les Malades en mouvements. La médecine et la science à l'épreuve du sida*, Balland, Paris, 2002 ; voir aussi Steven Epstein, *Une histoire du sida*, 2 vols, Les Empêcheurs de penser en rond, Paris, 2001.
33. André-Gunder Frank, *Le Développement du sous-développement. L'Amérique latine*, Maspero, Paris, 1969 ; Samir Amin, *Le Développement inégal. Essai sur les formations sociales du capitalisme*

périphérique, Minuit, Paris, 1973 ; Immanuel WALLERSTEIN, *Comprendre le monde. Introduction à l'analyse des systèmes-monde*, La Découverte, Paris, 2006.

34. Arjo ROERSH VAN DER HOOGTE et Toine PIETERS, « Quinine, Malaria, and the Cinchona Bureau: Marketing Practices and Knowledge Circulation in a Dutch Transoceanic Cinchona-Quinine Enterprise (1920s-30s) », *Journal of the History of Medicine and Allied Sciences*, 71/2, 2015, p. 197-225.
35. Guilhem FABRE, *Propriété intellectuelle, contrefaçon et innovation. Les multinationales face à l'économie de la connaissance*, Presses de l'université de Rouen et du Havre, Le Havre, 2010.

7. Diversions et flux de contestation du régime

1. Deborah COWEN, *The Deadly Life of Logistics, op. cit.*
2. Frank TRENTMANN (dir.), *The Making of the Consumer: Knowledge, Power and Identity in the Modern World*, Berg, Oxford, 2006 ; Marie TRESPEUCH et Philippe STEINER (dir.), *Marchés contestés. Quand le marché rencontre la morale*, Presses universitaires du Mirail, Toulouse, 2015.
3. La notion de diversion est appliquée aux objets médicaux de manière plus générale par Claire BEAUDEVIN et Laurent PORDIÉ, « Diversion and Globalization in Biomedical Technologies », *Medical Anthropology*, 35/1, 2016, p. 1-4.
4. Entretien avec FRANCIS, Nairobi, 15 septembre 2016. Toutes les citations de Francis dans cette section proviennent du même entretien.
5. Ruth KAHUTHIA-GATHU *et alii*, « Trends and Emerging Drugs in Kenya: A case study in Mombasa and Nairobi County », *Journal of Applied Biosciences*, 67, 2013, p. 5308-5325.
6. *Ibid.*
7. Steven EPSTEIN, *Une histoire du sida, op. cit.*
8. Donald G. MCNEIL, « Curing Hepatitis C, in an Experiment the Size of Egypt », *New York Times*, 15 décembre 2015, <nytimes.com/2015/12/16/health/hepatitis-c-treatment-egypt.html>.
9. Vikas DANDEKAR, « Gilead Warns Against Hep C Drugs from Buyers Clubs, Says Patients May Be at Risk », *MoneyControl.com*, 22 mai 2017, <moneycontrol.com/news/business/gilead-warns-against-hep-c-drugs-from-buyers-clubs-says-patients-may-be-at-risk-2285193.html>.
10. Vinh-Kim NGUYEN, *The Republic of Therapy, op. cit.* ; Marc EGROT, « Donner des médicaments. L'esprit du don en marge des logiques du soin », *in* Alice DESCLAUX et Marc EGROT (dir.), *Anthropologie du médicament au Sud, op. cit.*, p. 63-77 ; Bernard TAVERNE et Marc EGROT, « Enjeux locaux et globaux d'un "trafic" de médicaments antirétroviraux entre le Sénégal et l'Europe », *in* Alice DESCLAUX et Marc EGROT (dir.), *Anthropologie du médicament au Sud, op. cit.*, p. 113-128.
11. Entretien avec un activiste de l'accès aux médicaments, Pune, 19 mai 2016.

12. Les entretiens cités dans cette section ont été collectés au cours d'une mission de terrain en décembre 2016 au Bihar avec Marine Al Dahdah et Aalok Kashyap.
13. Entretien avec Asha, Bihar, 24 décembre 2016.
14. Entretien avec un docteur de village, Bihar, 19 décembre 2016. Voir aussi Stefan Ecks et Soumita Basu, « "We Always Live in Fear": Antidepressant Prescriptions by Unlicensed Doctors in India », *Culture, Medicine and Psychiatry*, 38/2, 2014, p. 197-216.
15. Entretien avec un docteur de village, Bihar, 19 décembre 2016.
16. Entretien avec un détaillant pharmaceutique, Bihar, 21 décembre 2016.
17. L'opposition entre le succès de l'Inde comme usine mondiale et ses difficultés à assurer l'accès des patients aux médicaments est décrite par Pierre Chapelet, « India in the World of Pharmaceuticals: Dualities of a New Challenger », *in* Alain Vaguet (dir.), *Indian Health Landscapes Under Globalization*, CSH-Manohar, Delhi, 2009, p. 133-172.
18. Veena Das et Ranendra K. Das, « Pharmaceuticals in Urban Ecologies: The Register of the Local », *in* Adriana Petryna, Andrew Lakoff et Arthur Kleinman (dir.), *Global Pharmaceuticals: Ethics, Markets, Practices*, Duke University Press, Durham, 2006, p. 171-205.
19. Sarah Pinto, « Development without Institutions: Ersatz Medicine and the Politics of Everyday Life in Rural North India », *Cultural Anthropology*, 19/3, 2004, p. 337-364.
20. Une analyse générale de cette « fluidité » des médicaments est proposée par Anita Hardon et Emilia Sanabria, « Fluid Drugs: Revisiting the Anthropology of Pharmaceuticals », *Annual Review of Anthropology*, 46, 2017, p. 117-132.
21. Kristin Peterson, *Speculative Markets: Drug Circuits and Derivative Life in Nigeria*, Duke University Press, Durham et Londres, 2014.
22. Fatima Ouzayd *et alii*, « Medicine Drugs Circuit: Analyze Performance with Simulation Models », *International Journal of Computer Applications*, 53/14, septembre 2012 ; Lalitha Narayanan et Samira Guennif, « A Status Report on the Health Care Sector in France », *Journal of Health Management*, septembre 2008.
23. Sur les « politiques de la vie », voir notamment Nikolas Rose, « The Politics of Life Itself », *Theory, Culture & Society*, 18/6, 2001, p. 1-30 ; Melinda Cooper, *Life as Surplus: Biotechnology and Capitalism in the Neoliberal Era*, University of Washington Press, Seattle, 2008 ; Didier Fassin, « Another Politics of Life is Possible », *Theory, Culture and Society*, 26/5, 2009, p. 44-60 ; *idem*, *La Vie. Mode d'emploi critique*, Seuil, Paris, 2018.

Table

CPI
FIRMIN-DIDOT

Composition DV Arts Graphiques, La Rochelle.
Impression réalisée par CPI Firmin-Didot
à Mesnil-sur-l'Estrée (Eure)
en octobre 2018.
Dépôt légal : octobre 2018
Numéro d'imprimeur : 149608
Imprimé en France